瑜伽

yujia

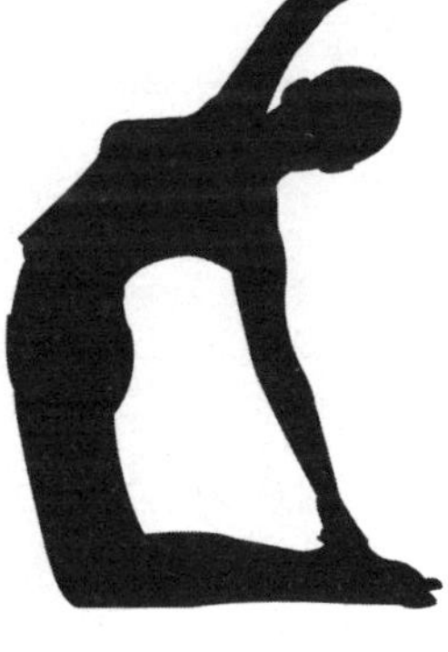

赵 芳◈编著

安徽师范大学出版社

图书在版编目(CIP)数据

瑜伽 / 赵芳编著.—芜湖:安徽师范大学出版社,2010.8（2025.1 重印）
ISBN 978-7-81141-006-8

Ⅰ.①瑜… Ⅱ.①赵… Ⅲ.①瑜伽术—基本知识 Ⅳ.①R214

中国版本图书馆 CIP 数据核字(2010)第 165361 号

瑜 伽
赵 芳 编著

出 版 人:张传开
责任编辑:胡志恒
装帧设计:王 芳

出版发行:安徽师范大学出版社
芜湖市九华南路 189 号安徽师范大学花津校区 邮政编码:241002
发 行 部:0553-3883578 5910327 5910310(传真) E-mail:asdcbsfxb@126.com
经 销:全国新华书店
印 刷:阳谷毕升印务有限公司
版 次:2010 年 9 月第 1 版
印 次:2025年1月第2次印刷
规 格:787 × 960 1/16
印 张:11
字 数:203 千
书 号:ISBN 978-7-81141-006-8
定 价:48.00 元

前　言

瑜伽(Yoga)源于古印度,意为“一致”、“结合”或“和谐”,它所倡导的“身心合一”之生命哲理,以及有效促进身体、精神与心智健康的特质,在一定程度上契合了现代人体育价值观的取向和整体健康之需求。瑜伽凭其独特的魅力,近年来已风靡全球, 成为各年龄段的社会人士及高校学子喜爱的一项既传统而又不乏新兴时尚的健身方式。但是,瑜伽作为一项新兴的运动项目,进驻高校教学园地尚处在摸索阶段,为了使瑜伽在高校能科学、规范、健康有序地推进,编者结合高校体育课程教学改革的目标要求,编写了这本瑜伽教程。全书共分为瑜伽基础理论知识与瑜伽运动实践两部分。基础理论部分包括:瑜伽的概述部分介绍了瑜伽的起源与发展、概念特点、分类及其价值;瑜伽课程教学部分涉及瑜伽课程教学目标、内容与要求、教学方法及教学评价四个方面,为瑜伽课程教学提供使用或参考价值;瑜伽与科学练习部分,着重介绍了瑜伽科学练习的原则和要求,以指导瑜伽习练者科学、安全地进行瑜伽练习,以预防“瑜伽病”的发生;瑜伽饮食与营养部分介绍了现代人可以借鉴的瑜伽良好的饮食理念、饮食习惯和营养食谱,旨在使瑜伽习练者在修习瑜伽的同时,再加以合理膳食,以养成健康的生活方式。瑜伽运动实践部分从瑜伽运动的构成要素来系统地介绍了瑜伽的呼吸,瑜伽的冥想、瑜伽体位及瑜伽休息术,其中对瑜伽的精髓部分——瑜伽的体位练习予以重点介绍,从动作图解、动作要领、健身作用及注意事项四方面详释了瑜伽6大体位姿势(站姿及下蹲姿势、坐姿、跪姿、卧姿、平衡和倒立姿势)、100式初、中级体位动作,并就不同健身目的提供了针对性的瑜伽体位练习方案,以满足不同人群的瑜伽练习需求,适于教学,也便于自学,实用性较强。

本教程编写,在内容上力求突出知识性、科普性和实用性;在形式上采用循序渐进的500余幅动作图解,以追求直观、简洁、明了;在文字上力争做到精练规范且通俗易懂。因此,本教程既可以作为普通高校体育专业和公共体育教学使用或参考,也可以作为社会上开办瑜伽训练班的教材,还可以作为广大瑜伽爱好者的闲暇自学读本。

本书在编写过程中得到安徽师范大学体育学院领导和安徽师范大学出

版社的大力支持与帮助，同时本书在编写过程中参考了大量的相关文献资料，在此一并致谢。

由于编写水平和经验有限，本书在内容和结构上仍不可避免地存在着不足与缺憾，在此敬请广大读者、专家学者予以批评指正。

编 者

2010 年 5 月 18 日

目 录

下 篇 瑜伽运动实践篇

上　篇

瑜伽基础理论知识篇

第一章　瑜伽概述

瑜伽历经亘古岁月的演变与流传，在现代社会因其自身固有的价值和魅力而风靡于世界，成为深受大众喜爱的健身项目之一。本章节重点阐述瑜伽的起源与发展、瑜伽的概念和特点、瑜伽的分类及其健身作用，以使瑜伽习练者对瑜伽的概况有个基本了解。

第一节　瑜伽的起源和发展

一、瑜伽的起源

瑜伽起源于印度，发源于印度北部的喜马拉雅山脉，距今已有五千多年历史。初期的瑜伽行者都是智者，无论冬夏寒暑，常年在冰雪覆盖的喜马拉雅山脚下向大自然挑战。古代印度人在大自然中发现动物和植物的生命力非常强，自愈及自治能力也非常强，于是他们仔细观察动物如何适应自然的生活，如何实施有效地呼吸、摄取食物、排泄、休息、睡眠以及克服疾病等。根据这些资料，结合人类的身体结构、各个系统，解析精神如何左右健康，研究出控制方法，创立了八万多个瑜伽姿势，随着时间的推移，这些动作逐渐演变与精炼，至今保存下来的只有几百个了，这更适合于生活节奏日益加快的现代人。瑜伽的目的在于使身体、心灵和自然和谐统一，从而开发人体潜能、智慧和灵性。

二、瑜伽的发展

瑜伽在印度自发源起，经历了它的“古典时期”和“后古典时期”，在 19 世纪终以印度锡克族的“拙火瑜伽（练气）”和“湿婆阿兰达瑜伽（练心）”的融合而发展成为现代的瑜伽运动。瑜伽在印度有五千年的悠久历史，练习者众多，在印度具有一定规模的瑜伽学校和瑜伽学院就有四千多家。印度是瑜伽爱好者的练习圣地，很多瑜伽爱好者从世界各地前往印度深造。印度目前没有统一的瑜伽协会，只有民间自发成立的各种协会和俱乐部。

瑜伽于 20 世纪 60 年代作为一种健身方式传入欧美等西方发达国家，这种健身瑜伽,它保留了古印度瑜伽注重身心合一、内外兼修的特质,但在形式上更注重对身体外形的作用。瑜伽在美国的发展非常快,由于美国许多好莱坞明星的推崇和时髦商业的包装,瑜伽成为健美界的宠儿,瑜伽在美国有众多的俱乐部,瑜伽教练经过统一认证后才能执教; 美国的各大企业大多数都聘请瑜伽老师给公司员工作训练瑜伽,以减轻员工的压力,提高工作效率;在美国一些学校众多课程中也有一席之地,一些学校已将瑜伽列入了必修课的行列,课程内容包括瑜伽理论、瑜伽呼吸、冥想、体位姿势、人体生理、人体解剖、营养学、妇女保健学等,此外还增加了一些近代科学,更加注重人体练习的安全性、规范性和科学性,在印度瑜伽的基础上有了自己的延伸,如 Power yoga 等。瑜伽不仅在印度、美国十分流行,至 20 世纪 80 年代,瑜伽已风靡于世界各地。根据《2000 年大趋势》一书作者奈比斯特的预测,瑜伽运动将成为未来世界的十大趋势之一。

瑜伽传入中国最早可追溯到南北朝时期,而真正让中国人认识瑜伽、了解瑜伽,是在上个世纪 80 年代末至 90 年代初由美籍华人张慧兰引进并传播进来的。中国中央电视台曾以《瑜伽——自我身心锻炼方法》电视系列片的形式进行详细的报道和介绍。这一系列节目的播出,真正为瑜伽跨入中国打开了大门。至新世纪,瑜伽行业在我国迅猛发展,一些大中城市相继成立了瑜伽健身俱乐部,瑜伽也成为各健身俱乐部最受欢迎的课程之一; 同时, 一些高校也开设了瑜伽选修课。瑜伽这项既古老传统又时尚新兴的健身方式及新型的健身产业,在中国正呈现出勃勃生机和广阔的发展前景。

第二节 瑜伽的概念及其特点

一、瑜伽的概念

瑜伽是梵文 Yoga 的译音,指一种被称为“轭”的工具,用于驾驭牛马,由此而延伸出瑜伽的涵义是连结、控制、和谐、统一和平衡等,也就是我们中国人所说的“天人合一”;也有著作将其解释为“克服”或“自我克服”之意。从广义上讲 ,瑜伽是哲学;从狭义上讲,瑜伽是一种精神和肉体相结合的运动,是一种达到身体、心灵与精神和谐统一的运动方式。现代瑜伽主要是一系列修身养性的方法,包括调息的呼吸法、调身的体位法、调心的冥想法等。

二、瑜伽的特点

(一)瑜伽强调身心和谐,讲究呼吸韵律

瑜伽的本质特点是结合统一性,这是 Yoga 的内涵,它倡导“身心合一”的生

命哲理,即身、心、灵的结合,也就是体位、呼吸、意识的结合,这可以使练习者身体机能得到协调和健康,更高层次的则是培养人们专注平和、冷静客观的良好心态,使人修身养性,获得身心统一的健康状态,这是其他健身项目所无法企及的一大特点;瑜伽特别强调呼吸法,呼吸是瑜伽练习的灵魂,无论冥想法还是体位法,都需要呼吸来配合,呼吸是沟通肉体和精神的桥梁。

(二)瑜伽注重自我练习感受

瑜伽运动既不是表演也不是竞技,无需过多的修饰动作,也不必加以攀比,它讲究的是个体的体会和感受,练习的动作幅度只要做到自己力所能及的位置即可。瑜伽在练习中强调的是心静,要保持安详平和的心境,这就是瑜伽可以进入的一种境界。

(三)瑜伽是有意识的运动

瑜伽是心灵层面的练习,是意识的提升。瑜伽的动作和呼吸,都是用意识来控制的,把无意识的行为变成有意识地控制,引导我们用意识去认识许多无意识的存在,通过提升意识,有助于人类充分发挥潜能的体系。

(四)瑜伽是以静为主的有氧运动

瑜伽通过缓慢极限的姿势,融呼吸、伸展运动和放松运动为一体,练习时节奏缓慢,静中有动、动中有静、动静结合、以静为主,属于中小强度的有氧运动,主要是脂肪氧化供能,坚持练习有利于减脂并打造优美形体。

(五)瑜伽不仅仅是一项运动,它是倡导健康生活方式的体系

瑜伽历经数千年流传和发展,有其培养健康生活方式的一套完整体系。世界卫生组织提出的健康生活方式的四大基石即合理膳食、适量运动、戒烟限酒和心理平衡。这些在瑜伽体系中均有充分体现:瑜伽不仅仅是一项适宜的运动,还包括精神理念、生活起居、饮食方式等层面上的精进,瑜伽通过体位、呼吸和冥想练习追求身心合一以达到修身养性和修心养性,来维持和发展身心与精神品德上的健康;瑜伽饮食追求简单、自然、合理,推崇绿色食物并且具有现代营养学所认同的良好的饮食理念和习惯;提倡让人自然戒烟限酒及其良好的生活习性等,这些都是健康生活的保障。世界卫生组织指出:21 世纪威胁人类健康的“头号杀手”就是“生活方式病”,即所谓的“亚健康”。而世界卫生组织建议改善亚健康状态最积极有效的手段就是改变个体不良行为、倡导健康生活方式。而古老的瑜伽能在现代社会风靡起来,正是因其健康的生活方式契合了现代人体育价值观的取向和整体健康的需求。

第三节 瑜伽的分类

对于瑜伽的分类,因其分类标准和方法的不同而各有所异,概括起来有以下类别。

一、按传统瑜伽分类

可分为哈达瑜伽、八支分瑜伽、实践派瑜伽、哲理派瑜伽、祈祷派瑜伽、语音冥想瑜伽、坦多罗瑜伽七大类组成。

(一)哈哒瑜伽

把体位法、身体洁净和呼吸锻炼结合在一起,是传统瑜伽体系中最基础、最普及的流派,动作相对缓慢柔和,在全世界传播范围最广。

(二)八支分瑜伽

又称滕王瑜伽,以体位法、呼吸、冥想、三摩地等八个步骤著称,是最系统的瑜伽体系。

(三)实践派瑜伽

以身心的行动,无私奉献世人的无我修行派瑜伽,提倡在工作中修行。

(四)哲理派瑜伽

探讨心性明了、体悟世间无常的解脱派瑜伽,是最需要智慧的、最艰难的理论性瑜伽修行法。

(五)祈祷派瑜伽

通过诵经、念咒、祈祷等方法,化烦恼为菩提的宗教性瑜伽流派。

(六)语音冥想瑜伽

通过反复唱诵语音净化身心的瑜伽流派。

(七)坦多罗瑜伽

控制性能量,探讨、开发人体潜力的瑜伽体系。

二、按现代社会派生的瑜伽支流分类

(一)阿斯汤加 Vinyasa

起源于印度的 Mysore 城市,以“Vinyasa—动作与呼吸紧密相连”为基础,动作前后连贯,一气呵成,是最系统的、难度最高的瑜伽,有“呼吸体操”之称。阿斯汤加 Vinyasa 是一种自我挑战,能使全身的力量及协调、柔韧、平衡等能力全面发展,练习后使人身心和谐,神清气爽。正因为如此,在欧美国家,这一运动成为田径、篮球、网球、自行车、高尔夫运动员理想的交叉训练项目。

(二)力量瑜伽

是阿斯汤加 Vinyasa 的现代演绎,同样以“Vinyasa”为基础,动作更为活泼,可以穿插许多力量性的体位法,注重意志力和生命内在能量的锻炼。

(三)流瑜伽

是由哈哒瑜伽向力量瑜伽和阿斯汤加瑜伽过渡而产生的，以阿斯汤加瑜伽的“Vinyasa”为主线,但动作缓慢而流畅,同时又可以穿插快速的节拍性练习,强度大于哈哒瑜伽,小于力量瑜伽和阿斯汤加瑜伽,是练习阿斯汤加瑜伽和力量瑜伽的基础。

(四)热瑜伽

通过外在环境温度的控制(38C°~42C°)而达到减肥、排毒效果的瑜伽。

(五)形体瑜伽

为减肥、健美、塑身而产生的偏重姿态的瑜伽。

(六)香熏瑜伽

在优美舒缓的音乐和点燃香熏精油的环境中练习瑜伽,达到放松身心的效果。

(七)蕙兰瑜伽

张蕙兰女士以自己的名字注册的蕙兰瑜伽信托公司，中央电视台卫星电视推出的普及性瑜伽。

(八)水中瑜伽

为减肥、健美而在水中做体位法的瑜伽。

(九)心灵瑜伽

因现代社会竞争剧烈,为缓解心理压力而产生,注重内心平和的瑜伽。

三、按瑜伽的功能分类

(一)力量类

包括活力瑜伽(力量瑜伽)、阿斯汤加瑜伽和流瑜伽。

(二)放松类

包括哈哒瑜伽、心灵瑜伽和香薰瑜伽。

(三)减肥、塑身类

包括热瑜伽、形体瑜伽和水中瑜伽。

四、按瑜伽的练习主体分类

(一)孕妇瑜伽

着重有助于增强骨髓、骨盆和脊椎的灵活性的动作,以舒适为宜。

(二)男子瑜伽

对腰部、背部、腹部、髋肌群等部位进行针对性的练习,增强身体的控制能力。

(三)儿童瑜伽

借助插画、音乐、拟声模仿等形式进行体位法的学习,以易于理解。

(四)老年瑜伽

难度低,幅度小,以舒展经络、按摩腹脏、锻炼骨骼为目的。

五、按瑜伽练习阶段和动作难度分类

分为初级、中级和高级三个层次。初级瑜伽包括瑜伽的一些基本技法,如瑜伽基本呼吸法和一些基本体位练习等，适合于不曾有瑜伽练习经历者以及身体病弱者等；中级瑜伽涉及一些有相当难度的姿势练习，要求有较大程度的稳定性,且需要意念的集中和呼吸的配合,适合于身体素质水平较好且有一定瑜伽练习基础者；高级瑜伽适合于已掌握瑜伽中级姿势并有很强的控制肌肉和神经系统能力者。这三个级别瑜伽练习,是一个由易到难、循序渐进的过程,不宜急于求成、操之过急地一开始就练习高级瑜伽。

六、按瑜伽的练习形式分类

瑜伽又可分为单人瑜伽、双人瑜伽和集体瑜伽。单人瑜伽追求的是个体身心的和谐统一,而双人瑜伽和集体瑜伽练习形式,除具备单人瑜伽练习所追求的个人感受外,还有促进情感交流、形成默契配合、达到整体协调的作用。

尽管瑜伽在历经数世纪的演变和流传中，其内容与分支亦与时俱进而在不断发展、变化,且在修习瑜伽的过程中会经历不同形式、不同阶梯,但归根结底,不论瑜伽如何分类,瑜伽都是追求把握自我、达到身心合一乃至天人合一境界的修习方法和途径。

第四节　瑜伽的作用

瑜伽的作用概括起来主要有以下四方面。

一、活化脊柱,缓解病痛

脊柱对人体健康非常重要,对内可影响五脏六腑的健康,对外可影响肢体的形态。瑜伽中的体位法通过站、坐、跪、卧 倒立等各种姿势弯曲、伸展、扭转身体各部位,对于人体的脊柱以及肌肉和内脏起到很好的按摩及牵引作用,既可以活化细胞、舒展肌肉、关节和脊柱,改善腰酸背痛等病痛,又能作用于内部器官、腺体,甚至作用于精神,使身体各系统保持良好的状态,提高机体免疫力。

二、健身减肥,塑体养颜

瑜伽属于中小强度的有氧运动，在整个运动中人体吸收的氧气和需求大致相当，在这种强度的运动中，提供人体运动所需的能量，主要是脂肪氧化供能。由于瑜伽的强度相对较低，练习时可以持续较长时间，因此全身减脂的效果明显。另外，在练习中对练习者所要求的挺直脊椎、双肩下沉等对于纠正驼背含胸等不良姿势，以培养良好的体态和体型有较好的效果，同时，通过协调平衡各体内腺体，从而达到美容养颜的作用。

三、安神减压，提高专注力

现代生活节奏快，竞争激烈，压力较大，当然，适度的压力是必要的，但是，如果这种压力超过我们所能承受的限度，身体就会感到紧张不适。瑜伽体位是把紧张和放松结合到良好状态的练习，它使身体在有限的范围内高度紧张，然后彻底地放松，在肌肉伸展、心灵放松、呼吸调节中减缓压力，排除一切杂念的干扰，回归到平和、宁静、呼吸深长而轻松的状态。

四、修心养性，厚德载物

瑜伽的宗旨强调身与心的结合和协调，强调人与自然的结合和协调，瑜伽练习者通过体位法、调息法与冥想法来维持与发展身心和精神品德上的健康。瑜伽注重心灵层面的净化，培养高尚的情操，端正人生态度，培养积极的人生观、价值观和世界观。瑜伽还提倡健康的生活态度，让人自然地戒掉吸烟、酗酒等不良习惯，通过不断地超越自我，增强人的自信心。

思考与练习

1. 试述瑜伽的概念及其特点。
2. 瑜伽有哪些健身作用？

第二章　瑜伽课程教学

瑜伽课程教学是指在教师科学指导和学生主动参与下使学生系统地获取瑜伽知识、技术、技能，增进健康，提高身体素质，培养综合素质和能力的教育过程。在这一过程中，学生的身心得到健康发展，审美意识和综合素质能力得到提高，有助于培养学生良好的体育意识和行为以及健康的生活方式，为终身体育奠定基础。瑜伽课程教学主要包括瑜伽课程教学目标、瑜伽课程教学内容、瑜伽课程教学方法和瑜伽课程教学评价。

第一节　瑜伽课程教学目标

瑜伽课程教学目标是指在瑜伽课程教学中学生通过瑜伽学习与活动所要达到的预期学习结果，它决定瑜伽课程的教学方向与过程，是评估瑜伽课程的重要依据，对瑜伽课程的实施起着导向和激励的作用。

瑜伽课程教学目标是瑜伽课程的重要组成部分，其具体目标包括以下方面。

一、掌握与运用瑜伽的基本知识、技术和方法，发展技能

瑜伽教学是教师有计划地传授和学生循序掌握瑜伽的基本知识、技术与技能，并系统地领会这些知识、加以运用的过程。由于现代科学技术的飞速发展，知识更新速度加快，学科的交叉渗透，是现代体育教学对于受教育者学习和掌握知识提出了新的、更高的要求。瑜伽教学不仅要使学生掌握瑜伽的基础知识、基础技术和基础技能，还要把与瑜伽相关的知识引入教学，使学生学会融会贯通，并在实践中灵活运用。

二、全面发展学生身体素质

身体素质是指学生在体育运动中，各器官系统表现出的技能能力。它包括速度、力量、耐力、协调、柔韧等几方面。身体素质是所有运动能力的基础。在完成瑜伽动作时须表现出柔韧性、力量、耐力，使所完成的动作具有一定的幅度，并能协调完成瑜伽动作，因此，全面、协调、均衡地发展身体素质是瑜伽教学的重要任务

之一。

三、培养正确的身体姿态，完善形体

体形健美、姿态端正，既是身体发育的要求，也是美育的要求。完美的身体形态在某种程度上反映了机体功能的完善，而姿态的端正（正确的美的站、坐、走姿势），使形态美在活动的状态中展现出来，它从外部特征证实了人的生命力，也由此表现出美学价值。这里指的完善形体是指在健康和安全原则的指导下，在全面发展人的身体素质基础上，正常地、自然地、无畸形变化地塑造健美形体，完善形体。

四、加强学生审美教育

审美教育是指形成受教育者科学的审美观念、较强的美感和创造美的能力的教育过程。瑜伽教学具有进行美育教育的广阔空间，因此，应充分利用这一有利条件，培养学生正确的审美观念、健康的审美情趣和较强的审美能力。通过审美教育，不仅可以提高学生的审美修养、促进身心健康发展，而且能反过来使学生以审美的情趣和审美观念指导瑜伽的学习。

五、培养学生能力，为终身体育奠定基础

能力是构成素质的重要方面，它是一种无形的、促使人不断发展的潜在品质。现代学校体育已将培养学生的能力作为体育教育的重要目标之一。瑜伽教学同样制定了能力培养目标，即把传授瑜伽的理论知识、运动技术、技能与发展学生的能力结合起来，使他们在学习中、在锻炼中发觉自己的潜能，引发对瑜伽的兴趣，促使其进一步学习和掌握瑜伽的知识、技术、技能，科学运用瑜伽理论和方法，为终身体育奠定基础。对于体育专业学生除培养上述能力外，还须注重培养其运用所学知识进行一般教学的能力。

六、修心养性，培养良好的生活态度

瑜伽的宗旨强调身与心的结合与协调，强调人与自然的结合与协调，瑜伽练习者通过体位法、调息法与冥想法来维持与发展身心和精神品德上的健康。瑜伽注重心灵层面的净化，培养高尚的情操，端正人生态度，培养积极的人生观、价值观和世界观。

七、培养学生健康的生活方式

瑜伽有其完整的体系，不仅仅是一项适宜的健身运动，同时还包括其简单、

自然,推崇绿色食品的独特而又被现代营养学认同的饮食方式,以及亲近自然、戒烟限酒等良好的生活习惯。在瑜伽课程教学中,在传授瑜伽基本技术和技能的同时,合理的饮食和生活习惯的养成方面的知识也要配套、及时跟进,以培养学生健康的生活方式。

第二节 瑜伽课程教学内容与教学要求

瑜伽课程教学内容,是实现瑜伽课程教学目标的重要条件,也是教师和学生开展瑜伽课程教学活动的依据。它是指为实现瑜伽课程教学目标而选用的瑜伽基本知识和各种身体练习。瑜伽课程教学内容包括理论课和实践课两部分,其中瑜伽的实践课是完成瑜伽课程教学的主要内容和任务。

一、理论课内容与教学要求

(1)向学生介绍瑜伽的基本理论知识,包括瑜伽的概述、特点、健身价值,使学生对瑜伽有一个基本、全面的了解。

(2)向学生讲授瑜伽科学练习的基本原则和要求,使学生养成科学健身的意识和行为,为学生终身体育奠定基础。

(3)向学生讲授瑜伽的饮食营养知识和保健卫生知识,培养学生健康的生活方式。

二、实践课内容与教学要求

(一)瑜伽课程实践课教学内容

主要有瑜伽热身姿势、瑜伽的呼吸、瑜伽的冥想、瑜伽的体位姿势、瑜伽收束法和契合法、瑜伽休息术等。其中瑜伽的体位姿势练习占有比例较大。瑜伽的体位姿势可分为瑜伽热身姿势、站姿及下蹲体位、坐姿体位、跪姿体位、卧姿体位(包括仰卧、俯卧、侧卧)、平衡体位及倒立体位。

(二)瑜伽实践课教学要求

(1)由于瑜伽动作类型丰富多样,因此,教学中必须根据学生具体情况(年龄、性别、素质基础等),恰当地选择教材内容和运用教法,因人施教。教材内容一般应由易到难、由简到繁;先学单个动作,再进行组合练习;较复杂动作先分解教学,再完整练习。

(2)在体位姿势教学中,教师应要求学生首先通过观察示范动作,建立动作的初步印象,进而通过教师的讲解让学生进一步明确动作的要领和方法,再通过练习逐步地掌握动作。在此基础上,教师还要解释动作的内涵和健身功效,加深学生对动作的理解，以更好感知和领会瑜伽的内在意蕴。

(3)在瑜伽的呼吸、瑜伽的冥想、瑜伽的休息术教学中，教师应首先向学生阐明，瑜伽不仅仅是身体练习，更要求身体、心灵与精神的融合。因此，在练习过程中，教师要通过语言传递信息，引导学生身心感知，从而达到身心合一、内外兼修的目的。

(4)在瑜伽教学中，教师要合理安排运动负荷。瑜伽练习的负荷主要采用中低强度，其运动强度在有效的健身价值阈范畴，是一项有氧运动。有氧运动对于提高有机体的耐久力，改善和提高心血管系统和呼吸系统的功能，具有显著的效果。高校瑜伽课程教学一次课时间一般为90分钟左右，其教学内容可选择6～10个体位动作，强度较为适宜，一次课应包括热身、体位、调息、体位、放松等部分，中级班在此基础上还可以加入收束法和冥想练习。教师在姿势动作的选择上要遵循身体发展的全面、均衡性原则，并能兼顾学生的个性化需求。

(5)瑜伽教学中，还要求在反复练习中健康体魄，培养正确的姿态。瑜伽教学不仅使学生掌握瑜伽的专门知识、技能和技巧，同时还要借助于各种练习方法、锻炼原理、运动负荷以达到健康体魄的目的。例如，采用中低强度、持续时间30分钟以上的有氧瑜伽练习，可以提高心肺功能，减缩皮下脂肪，改善体形。此外，在瑜伽教学中，无论是教授单个动作、组合动作还是成套动作，强调的是对称、协调和平衡，这些练习为保持和发展身体的正常状态、纠正不良的姿态提供了有效的保证。同时，教师要结合具体动作，根据瑜伽动作的特点，对身体姿势提出严格的要求，养成正确的身体姿势并随着教学的深入逐渐达到动力定型的程度。

(6)瑜伽教学中还要注重学生能力的培养。能力是构成素质的重要方面，教师要把传授瑜伽的理论知识、运动技术、技能与发展学生学以致用的能力结合起来，使他们科学运用瑜伽理论和方法，为终身体育奠定基础。对于体育专业学生而言还要注重加强其运用所学知识进行教学能力的培养。

第三节　瑜伽课程教学方法

瑜伽课程教学方法是实现瑜伽课程教学目标的方式、途径、手段的总称。瑜伽课程教学方法既包括教师教的方法也包括学生学的方法，是多种多样的。

一、瑜伽课程教学方法的作用

瑜伽课程教学方法在实现瑜伽教学任务和目标中起着桥梁和中介作用。它有传授知识、形成动作技能、指导实践、发展经验、培养能力、提高学习效率等作用，因此，教学中无论教师进行活动，还是学生进行活动，都离不开一定的教学方法。

二、瑜伽课程常用的教学方法

瑜伽课程教学方法是多种多样的，每一种教学方法对完成教学任务都有它特殊的作用。采用哪种方法及如何运用，应根据教学任务、教学内容、学生特点及场地设备等具体情况来决定，这样才能充分发挥教学方法的作用，取得较好的效果。在瑜伽课程教学中常用的教学方法有：讲解法、示范法、提示法、领做法、完整与分解法、对比法、即时信息反馈法、念动法、电化教学法等。

(一)讲解法

教师运用语言向学生说明教学任务、动作名称、作用、要领、做法及要求等，以指导学生掌握基本知识、技术、技能、进行练习的方法，这是瑜伽教学中运用语言的一种最主要、最普遍的形式。

采用此教法时应注意以下几点：

(1)讲解要有目的性。所讲的内容要围绕教学任务、内容、要求以及教学过程中学生存在的问题等情况有针对性地进行。

(2)讲解要正确。教师所讲的内容应是科学的、准确的，即言之有理，实事求是，并运用统一规范的专业术语。

(3)讲解要简洁易懂。简明扼要，通俗易懂，力求少而精，尽可能使用术语和口诀。

(4)注意讲解的时机和效果。瑜伽教学的讲解可以在示范后进行，也可边做边讲。讲解时要根据学生已有的知识经验来确定讲解内容的深度和广度，以便使学生更好的理解和掌握。

(5)讲解要有启发性。在教学中力求用生动形象的语言引起学生的兴趣、启发学生的积极思维，使学生听、看、想、练有机的结合起来。

(6)讲解要有艺术性。讲解必须用普通话，口齿清晰，层次分明，表达生动形象，有趣味性，有感染力。同时，恰当的情感和声调都会使语言产生巨大的艺术效果。

(二)示范法

教师以自身完成的动作作为教学的动作范例，用以指导学生进行练习的方法。此种方法可以使学生了解所要学习动作的具体形象、结构、要领和方法。

采用此教法时应注意以下几点：

(1)示范应是动作的典范。教师的示范要力求做得准确、熟练、轻松和优美，给学生留下深刻印象，使学生看完示范后就产生跃跃欲试的感觉。因此，教师要不断提高示范动作的质量。

(2)示范要有明确的目的。教师的示范要根据教学任务、步骤以及学生的水平确定。例如教授新教材时,为了使学生建立完整的动作概念,一般可先做一次完整的示范,然后结合教学要求,做重点示范、慢速和常速的示范。

(3)示范要有利于学生的观察。在进行示范时,要注意选择合适的示范面、示范速度以及学生观察示范的距离和角度。

(4)示范与讲解相结合。在瑜伽教学中,只有把示范与讲解紧密地结合起来,才能获得最佳的教学效果。

(三)提示法

教师以提示的方式或运用最简练的语言提示学生注意动作要领，指导学生进行练习的一种方法。这种提示可以是语言的,也可以是非语言的。

1. 语言提示

教师用简洁的语言或口令提示学生所要完成的动作名称、时间、数量、方向和质量的要求等。采用此教法时应注意以下两点:

(1)需用准确、恰当、简单的语言或口令来提示动作,并且要声音洪亮、发音准确、声调恰当。

(2)教师应用良性和正面积极的语言进行提示,以对学生产生激励作用。

2. 非语言提示

教师用肢体语言、面部表情、视线接触等提示学生完成动作的一种方法。采用此教法时应注意一下几点:

(1)利用肢体语言提示时,必须使学生明确肢体语言的含义。

(2)在使用肢体语言时,可配合语言的提示。例如手臂在做向上伸展时,可配合"手臂伸直"的语言提示,使所提示的内容变得更加明确。

(3)教师在用身体动作进行提示时,力求使动作做得标准、规范。

(4)用手势提示时,应掌握好提示时机,并使每位学生清楚看到老师所做出的手势。

(5)老师要善用面部表情和眼神变化来激励学生。如微笑、眼神对视、点头等。

(四)领做法

学生在教师带领下，或指定的学生在队列前做动作，其他学生跟着模仿练习。领做法因为直观、形象,特别适合于初学者。采用此教法时应注意以下几点:

(1)根据动作需要正确选择带领的示范面。通常在身体有转体变化及动作较复杂时,采用背面示范带领;结构较简单的动作一般选择镜面示范带领。

(2)大部分时间都应采用镜面示范,以利于教师观察学生掌握动作情况和便于与学生沟通。

(3)教师在带领学生练习时,除示范动作要做得一丝不苟外,还要与手势、口令、语言等提示方法紧密结合,使学生达到眼观、耳听、心想、体动的目的,从而达到最佳的教学效果。

(五)完整法与分解法

完整法指从动作的开始到结束,不分部分和段落,完整地进行教学的方法。此种方法不破坏动作结构,不割裂动作各部分或动作之间的内在联系,可使学生建立完整的动作概念,迅速地掌握动作;分解法是把结构比较复杂的动作或组合按身体环节合理地分解成几个局部动作分别进行教学。

采取此教法时应注意以下几点:

(1)学习结构比较简单的动作,采取完整法进行教学。

(2)学习较为复杂的动作,可采用慢速完整练习方法,即放慢动作的过程,以加强学生对动作的运动轨迹、动作各环节的变化有进一步的了解,提高学生正确完成动作的本体感觉,帮助学生建立正确的动作概念。

(3)运用分解法是为了完整地掌握动作,因此,分解教学时间不宜过长。

(六)对比法

对比法主要是在正确与错误动作之间进行对比,使学生直观、清晰地认识到某一动作正确与错误之区别。教师可针对学生的错误动作加以模仿和评判,或教师模仿、学生评判错误动作,或让学生练习同时学生之间对错误动作加以评价,以启发学生的积极思维,提高学习的主动性。然后教师再次示范正确动作,以强化学生对正确动作的认知。

在对比教学中,除了运用正误对比外,还可以将易混淆的动作进行比较分析,这有助于加深学生对不同动作的正确理解。

(七)即时反馈信息法

在新授动作讲解示范、学生模仿练习后分组练习时,将学生分成两人一组结成伙伴关系,一人练习,一人观察,观察者要仔细观察对方的动作,同时将对方的动作与教师的要求及动作要领进行对比分析,发现问题要及时将对方动作的不足之处用简洁的语言或动作提示反馈给对方,使对方在最短的时间内明确动作的不足并加以纠正,有效快速地改善动作,然后两人互换角色。这种方法有利于加强学生对教师新授动作的注意力,加强学生对教师示范和讲解的关注度,而且通过两人相互观察、对比分析动作,发现错误动作还要以明确的方式告知对方,在此过程中不仅加强了学生之间的交流,同时也加强了学生观察能力、对比分析能力和语言表达能力的培养,而且有利于学生尽快改善动作和掌握动作,达到立竿见影的效果。此方法也适于复习课,或多人分组练习,一人练习,多人观察、诊断,有利于尽快形成正确动作动力定型。

（八）电化教学法

利用录像、光盘观看教学内容，通过多次演示、强化，有针对性地进行教学，加速学生掌握动作的重点和关键；或通过对学生的动作进行录像或拍照，可以让学生进行对比分析，发现问题，及时改进和提高，以达成教学目的。

（九）念动法

念动练习是指学生有意识地、系统地在脑海中重复再现已形成的动作表象，熟练和加深动作印象的记忆方法。这种方法有利于学生掌握动作要领，从而有意识地支配自己的瑜伽练习。

第四节　瑜伽课程教学评价

瑜伽课程的教学评价是瑜伽课程教学的重要一环。它起着检验教学目标实现率，引导教学发展方向的作用。客观、全面地对教学进行评价，对教学活动的双方——教师和学生能起到良性激励作用。

一、对教师的教学评价

（一）对教师教学评价的目的

对教师的教学评价是促进教师提高专业素养和课程教学质量的重要手段，是为了了解教师的教学情况，使教师分析教学过程中的成败得失，为改进教学工作，提高教学质量提供具体、准确的反馈信息。

（二）对教师教学评价的内容

对于教师的教学评价，主要是对教师的专业素质和课堂教学两方面进行的综合评价。

1. 教师专业素质的评价

教师专业素质的评价实际上是对教师的发展潜力的评价。教师的专业素质主要包括教学道德、教学能力和教育科研能力。教师道德的评价主要包括教师的职业态度，教师对学生的态度等；教学能力的评价主要包括教师对课程目标、内容的认识与理解，对于现代教育理论、教学方法的掌握以及实际运用的情况，掌握从事教学必须的基本技能的情况，如瑜伽教学的设计、讲解示范以及组织教学等技能；教育科研能力的评价主要包括根据教育发展的情况主动学习、不断充实和完善自身的能力，发现和提出与课程教师课程内容有关的课题，并写出有一定内容和见解的科研论文的能力等。

2. 课堂教学评价

课堂教学评价是对教师的教学过程与教学效果进行的评价，一方面要对整个教学过程的展开进行评价，另一方面更要注重对教学活动的有效性，即教学活动对实现教学目标的有效程度进行评价。因此，对于课堂教学的评价，不但要注意对教师的教学行为，如教学、组织、教育的行为进行评价，更要注意对学生在学习过程中的表现，以及学习前后发生的变化进行评价。

(三)对教师的教学评价的方式

对教师的教学评价可采用同行评价与学生问卷评价相结合的方式。

二、对学生瑜伽课程的学习评价

(一)对学生瑜伽课程学习评价的目的

(1)了解学生的学习情况与表现，以及达到学习目标的程度。它不仅仅要了解学生的身体素质水平与瑜伽运动知识、技术和技能掌握的情况，更要了解学生在学习活动中的行为表现，还要包括个人的努力程度。

(2)判断学生瑜伽课程学习中存在的不足，分析其原因，并改进教师的教和学生的学。

(3)为学生提供展示自己能力、水平 、个性的机会，并鼓励和促进学生的进步和发展。

(4)培养学生自我认识、自我教育的能力。

(二)瑜伽课程学生学习成绩评价的内容

对学生的学习成绩评价一般包括以下三方面：

1. 学习表现评价

(1)学生的课堂纪律、出勤情况、学习态度等。

(2)学生在瑜伽学习过程中的合作精神和品德表现。

2. 学习效果评价

(1)瑜伽基础理论知识的掌握情况。

(2)瑜伽技术、技能的掌握和学生的进步幅度等情况。

(3)身体基本素质发展情况。

3. 基本能力评价

学生运用所学瑜伽知识、技术和技能等进行科学锻炼的能力，其中体育专业学生还包括对所学知识进行一般教学能力的评价。

(三)瑜伽课程学生学习评价的方法

依据瑜伽课程的目标与内容，采用的学习评价的方法应是多元的，不仅要注意结果性的评价，而且重视对学生学习过程的评价；不仅注意定量评价，而且重视定性评价；不仅注意绝对性评价，而且重视相对性评价。如瑜伽运动技术与技能的评定可以采用定量评价与定性评价相结合为主的方法进行；学习态度与合作精神等方面的评定可采用定性评价为主的方法;在学习评价中,对学生进步幅度的评价则是重视学生的学习过程评价和相对性评价。

(四)瑜伽课程学生学习评价的形式

为了使瑜伽课程学生学习评价能真正在激励和促进学生学习，提高学生学习积极性等方面发挥作用，瑜伽课程学生的学习评价形式应既要有教师从外部对学生进行的评价,同时还要有学生对自己的学习情况进行的自我评价,以及学生之间的相互评价。这样可以使学生既能发现自己的进步,从而体验成功带来的快乐,又能了解自己的不足之处,以便进一步改进学习。

(五)瑜伽课程的考核

1．考核目的

以本课程教学目标为依据，通过教学考核使学生加深了解瑜伽的基本理论知识,巩固所学瑜伽姿势动作,强化科学健身的意识、行为和能力,达到强身健体、终身受益的目的。

2. 考核内容及比例

(1)技术、技能考核:采取规定动作与自选动作相结合的方式进行考核。规定动作与自选动作各占总成绩的35%。

(2)素质考核:耐力素质、柔韧素质、力量素质等与瑜伽相关的基本素质进行考核。占总成绩的10%。

(3)平时成绩:①教师根据学生的课堂纪律、出勤情况、学习态度、合作精神等方面予以评定,占总成绩的10%;②瑜伽基础理论知识课堂提问情况、能力体现等方面,占总成绩的10%。

3. 技术考试评分方法及规定

瑜伽技术动作考试,均以百分制评分。从完成动作质量(准确、力度、幅度、呼吸的配合)、进步幅度、熟练性、协调性及动作姿态等方面酌情评分。

思考与练习

1. 瑜伽课程的教学目标是什么?
2. 瑜伽课程的教学内容有哪些?
3. 瑜伽课程的教学评价从哪几方面进行?

第三章　瑜伽与科学练习

瑜伽的科学练习就是指以科学的健身理论知识为指导而进行的健全身心的瑜伽练习。要想达到良好的瑜伽健身效果,必须依据人体生理变化规律并遵循瑜伽的运动规律，掌握瑜伽科学练习的原则和要求。违反瑜伽运动规律的冒险蛮干,只能适得其反,甚至还会引起伤病事故。

第一节　瑜伽科学练习的原则

瑜伽科学练习的原则是人们长期实践经验的概括与总结，是瑜伽运动健身规律的反映和科学进行瑜伽练习的准则。瑜伽虽然简单易学,但要想科学地进行瑜伽练习,提高瑜伽健身效果,避免伤病事故,就必须遵循瑜伽科学练习的原则。

一、循序渐进原则

循序渐进是指在学习体育技能和安排运动负荷时,要由小到大,由简到繁,由易到难,逐渐进行。瑜伽练习贯彻循序渐进的原则要注意以下两点:

(1)瑜伽练习力戒急于求成,必须根据自身的实际情况确定动作难度和运动负荷的大小,做到量力而行,尤其要注意练习后疲劳感的适度。

(2)动作难度应由小到大,逐步提高。开始从事瑜伽练习或中断后恢复练习时,动作难度宜小,时间宜短,密度适宜。

二、全面发展原则

全面发展原则是指瑜伽练习须追求身心全面和谐发展,使身体形态、机能、身体素质及心理素质等方面得到全面协调的发展。

(1)瑜伽练习的内容、方法要尽可能考虑身体的全面协调发展。

(2)在全面练习的基础上,有目的、有意识地加强专门实用性和针对性的瑜伽练习。

三、个别对待原则

瑜伽练习时应根据每个人各自的身体条件、锻炼基础和锻炼目标等因素的不同做到个别对待，使瑜伽练习更具有针对性。因此要做到以下几点：一是根据身体情况选择瑜伽动作，如生理期女性练习瑜伽应避免腹部用力动作及倒立类动作；有关节炎者，练习动作时要轻柔一些，直到找出哪些动作适合自己；对于有慢性疾病的人来说，应在专业人员的指导下，选择一些针对性瑜伽练习以达到辅助治疗的效果。二是根据锻炼基础来选择适合自己能力的瑜伽动作，尤其是初学者不可冒然练习难度较高动作，盲目地做超出自己能力所及的瑜伽动作；三是根据自己不同的练习目标或需求，有选择性地练习瑜伽：有的人练习瑜伽是为了健身减肥；有的人练习瑜伽是为了缓解疼痛，活化脊柱；有的人练习瑜伽是为了消除紧张，缓解压力。不同的练习目标或需求，需要选择不同的、有针对性的练习方案来达成目的，如以缓解腰酸背痛为目的，可通过围绕脊柱上下、左右、前后逆转动作等各种姿势，使身体中平时不太运动的部位能有效活动起来，从而活化脊椎，缓解疼痛等。

四、健身的 FIT 原则

FIT 是次数(Frequency)、强度（Intensity）和时间（Time）这三个英文单词的缩写，它是我们从事以健康为目的的运动必须采用的基本监控原则。习练瑜伽要想在安全的锻炼过程中取得良好的锻炼效果，就必须科学地控制每周锻炼的次数、每次运动的强度和时间。

第一，次数：表示一个人一个周期进行身体锻炼的次数，如每周进行身体锻炼的次数。瑜伽运动宜每天练习，如果因故不能保证每天练习，那么，每周应保持 3 次以上练习，时间间隔过长，就不能保持瑜伽练习效果的延续。因此，每周瑜伽适宜练习的次数是 3 ~ 7 次。

第二，强度：对有氧运动的强度控制可以通过测量心率来实现。通过运动实验发现，心率和运动强度之间存在线性关系（110 ~ 170 次 / 分钟范围内）。所以可采用测定桡动脉或颈动脉来监测运动强度。达到最大运动强度时的心率称最大心率。我国按年龄计算最大心率公式：男子 =220–0.7 × 年龄，女子 =223–0.8 × 年龄。锻炼时适宜心率应该控制在自己最大心率的 60% ~ 80%，也可用 180– 年龄作为适宜心率。瑜伽是以静力性用力为主、属于中小强度的有氧运动。在瑜伽练习中，要注意监测运动强度保持在适宜范围内，并要因人而异，每个个体要根据自己的年龄、身体条件、锻炼基础等因素来确定各自的最适宜强度。

第三，时间：是指每次运动的持续时间。为了提高心肺循环系统的耐力，一般至少应持续进行 20~30 分钟、但持续时间以不超过 90 分钟的有氧运动为宜,瑜伽练习亦是如此。但就每个个体每次练习持续时间而言,应根据各自具体情况来决定必要的练习时间;如果一次不能抽出充足的时间来练习瑜伽,那么可以利用零散时间进行练习，一天进行数次短时间的瑜伽练习同样也会取得一定的健身效果。

五、安全性原则

安全性原则要求在体育锻炼的过程中始终注意保护自己,做到安全第一。其主要内容包括:

(1)不要盲目或勉强做超过你能力的瑜伽动作。瑜伽练习不是表演,也不是比赛,它只是自我身心的锻炼,尽自己的能力就可以了,动作幅度到自己力所能及的位置即可,不强求一定到达某一标准。

(2)有些身体有疾病者,或身体状况处于特殊时期时,在有条件的情况下,请体育教师或医生或运动学专家根据你的体质健康现状给你开运动处方，指导你有目的、有计划地进行安全、科学的瑜伽练习。如高血压、低血压、头部受过伤害者,眩晕病患者,心衰者,眼睛视网膜脱落者以及经期女性不宜做倒立等身体上下翻转动作的瑜伽姿势练习。

(3)每次瑜伽练习前必须做好充分的准备活动,克服内脏器官的生理惰性,预防运动损伤的发生。

(4)生病初愈不宜进行较大动作难度和强度的瑜伽练习。

(5)在练习的过程中,可以适量补充水分,宜少量多次,不要一次性大量饮水,以免加重心脏的负担或引起身体及肠胃的不适反应。运动后,不宜即刻洗冷水澡。

第二节 科学练习瑜伽的要求

瑜伽的练习方式是非常讲究的,无论在物质准备、练习时间、练习场地等方面,还是心理准备方面都有其一定的要求,习练者必须熟悉这些基本要求,练习瑜伽才会事半功倍。

一、树立瑜伽正确认知

瑜伽不同于体操和舞蹈,也不同于一般的有氧练习,只有当呼吸、意识和姿势三者结合成一体时,才是真正意义上的瑜伽练习。有人错误地认为瑜伽就是一种柔软的运动,没有足够的柔韧性是不能练好瑜伽的。事实上,瑜伽是注重身心和姿势的结合，不能用柔韧性的好坏来衡量一个人练习瑜伽的能力。而实际上，很多瑜伽大师也只练习简单的瑜伽，而更注重内心冥想的修炼。瑜伽是一种极其温和的练习方式，因为它的姿势很容易适应每个人的需求，习练者需根据自己的身体状况，从而有针对性地挑选瑜伽体位进行练习，这样瑜伽才能给你创造出健康舒适的生活。

二、练习瑜伽需保持乐观、平和的心态

练习瑜伽时，不要勉强自己做个人能力以外的动作。由于个体之间存在着差异，别人能做的某个姿势并不意味着你也可以，所以练习瑜伽不要操之过急、过分勉强，更不能与他人攀比，否则易造成运动损伤。同时，练习瑜伽也不要过度在乎自己动作的美丑。练习瑜伽最重要的是身、心、灵的协调统一，至于动作做的美与丑并不重要，把握好练瑜伽时身体被充分伸展的舒适感，比做出漂亮的动作更重要。

三、瑜伽练习的场所

瑜伽虽是最不受场地限制的活动之一，但其对练习场所的一些基本要求还是不容忽视的。瑜伽练习场所的选择有如下一些基本要求：

（1）在室外练习，选择周围环境安宁、洁净、舒适、温暖，尽可能保证在进行瑜伽练习时不会被外界事物干扰，这样有助于尽快进入练习状态；不要在大风、寒冷或有污染的空气中练习瑜伽。

（2）在室内练习，要求通风条件好，最好摆上绿色植物或鲜花，也可播放轻柔的音乐来帮助松弛神经。周边尽量没有家具或其它遮挡物，以免妨碍自己身体的自由舒展。

（3）无论室内或室外都要选择干净、平坦的地方练习，并在地面上铺上瑜伽垫或地毯、毛巾、软垫等，以防脚下打滑；不要在冷硬的地面练习，这样会导致肌肉紧张，不利于全身肌肉伸展和放松。

（4）不要在烈日下练习瑜伽，那样会使你心烦气躁。

四、瑜伽练习的时间

练习瑜伽是没有具体时间规定的，只要符合自己生活工作规律的时间就是最适宜的时间。一天当中，清晨、黄昏、晚上睡前都是练习瑜伽的好时机。一般来说，除进餐后（2~3 小时内）不宜立即练习瑜伽，一天中任何时间都可以练习。每天尽可能在固定的时间内练习瑜伽，这样既可以不断取得进步，也有助于形成规律的作息，以取得长期的良好效果。即使时间不允许，每周最少也要进行 3 次瑜

伽练习。

五、瑜伽练习的服装和用具

（一）瑜伽练习服装

由于瑜伽有大量伸展和扭曲躯干、四肢的动作，因此最好穿着舒适而宽松的衣服，以棉麻质地为佳，但有条件的话，尽量穿瑜伽专用服，因为这种服装不仅弹力强，能伸展自如，而且吸汗性能好。夏天瑜伽练习，赤足最好；冬季可穿棉袜或软底布鞋练习。瑜伽练习尽可能轻装上阵，除去手表、腰带及其他饰物，这些物件可能会分散注意力妨碍动作练习，甚至出现意外伤害。

（二）瑜伽练习用具

练习瑜伽时，应选择一块由天然材料制成的厚薄适宜的瑜伽垫子，如果地面不平坦，瑜伽垫能发挥缓冲作用，有助于保持平衡，可以支撑和保护好练习者的脊椎。如没有专业的瑜伽垫子，铺上地毯或对折的毛毯亦可，注意不能让脚下打滑。初学者也可使用一些辅助工具来加以练习某些姿势，可用的辅助用具有瑜伽砖、瑜伽绳，甚至墙壁、桌椅等。很多瑜伽体位练习都可使用相应的辅助用具，以帮助进行循序渐进的练习，同时有利于准确掌握每一个姿势传达给身体的感受。

六、呼吸

在没有特殊要求的情况下，都是用鼻子呼吸。

七、进食时间

进餐后 3 小时之内不宜习练瑜伽体位姿势，但可以在练习前 1 小时左右进食少量的流质食物，如牛奶、酸奶或果蔬汁等。练习结束后，约需半小时的舒缓调节时间，再进食，一般在瑜伽结束 1 小时后进食最好。

八、饮食

尽量多吃原生食物、粗粮，不要吃得过于精细，多吃新鲜蔬菜和水果，少食多餐，细嚼慢咽（关于饮食，具体参阅本书第四章相关内容）。

九、沐浴

瑜伽练习前后是否沐浴可根据练习者的方便自行决定。如果想在练习瑜伽后沐浴，应至少在 15 分钟后进行，因为瑜伽练习会使身体感觉变得极其敏锐，此时若给与身体忽冷忽热的刺激，反而会伤害身体，消耗身体内储存的能量；沐浴可以增加人体洁净和轻松的感觉,因此有人选择在瑜伽练习前沐浴,但至少在瑜伽练习前 15 分钟进行,因为沐浴后血液循环加快,身体放松,如果马上练习瑜伽,不仅容易身体受伤,而且会导致血压升高,加重心脏负担,心脏病、高血压、甲亢等疾病患者尤其要注意这一点;另外,在长时间的阳光浴后不要练习瑜伽;在练习瑜伽前 1 小时左右洗个冷水澡,能达到更好的练习效果。

十、音乐

练习时若伴随瑜伽音乐或轻音乐,可以提高练习者的兴趣,也可使练习者神经更加安宁、心灵更加祥和,有助于练习者进入瑜伽练习状态。适合瑜伽的音乐特点是抒情、自然、休闲、宁静,这样的音乐能使人放松,获得内心的和平安宁与快乐幸福。舒缓的轻音乐,树林里的鸟鸣声、大海的海浪声,均是不错的选择,如班得瑞的《春野》、《迷雾森林》、神秘园的《Song From A Secret》都是很好的音乐选择。

十一、瑜伽练习前一定要进行热身运动

瑜伽有大量伸展和扭曲肌肉的动作，在练习时必须确保肌肉和关节有一定程度的灵活性,否则冒然去做瑜伽伸展或扭曲动作则容易受伤。通过热身能改善身体末端的血液循环,降低肌肉间的粘滞性,有助于身体姿势的伸展,更好地完成瑜伽动作。

第三节　瑜伽运动损伤的预防与处理

目前“瑜伽热”较为盛行,但由于瑜伽练习不当而造成的“瑜伽病”也日益凸显起来。此节重点介绍瑜伽运动损伤的预防与处理,以使瑜伽习练者只要瑜伽不要病。

一、瑜伽运动损伤的原因及预防

(一)瑜伽运动损伤

瑜伽运动损伤是指健身者在进行瑜伽练习中所发生的各种损伤。由练习瑜伽不当而造成的韧带拉伤、软骨撕裂、关节炎症、肌肉劳损等等都是常见的瑜伽运动损伤,也称为“瑜伽病”。

(二)瑜伽运动损伤的原因

瑜伽对人体的力量、柔韧、耐力等身体素质要求较高,其运动损伤的原因有以下几点:

(1) 准备活动不充分，在神经系统及其他器官的功能尚未达到适宜水平时就进入运动状态。

(2)身体处于疲劳状态,或持续练习时间过长,超过身体的负荷能力。

(3)练习方法不正确。如在体位姿势进行时,过快或勉强伸展或扭曲身体;如屈膝蹲,当膝关节角度小于安全角度 90° 时,膝部就会承受过度的负荷,这些均易造成个体损伤。

(4)练习内容安排不合理,造成局部负荷过重。

(5)身体素质或自身所存在的某些生理解剖弱点跟不上动作练习的要求,如肌肉力量和弹性不足。

(6)缺乏必要的运动知识,参加运动时生理和心理状态不良。

(7)场地、器材、保护用具、服装、鞋等不符合常规要求。

(三)常见的瑜伽练习不适宜动作

1. 头颈与脊柱没成直线

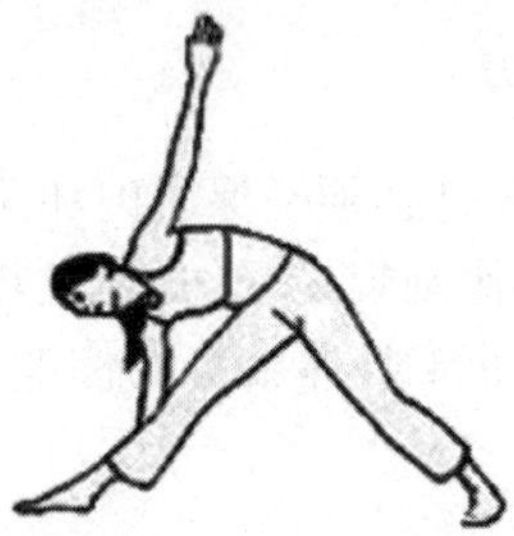

图 3–3–1

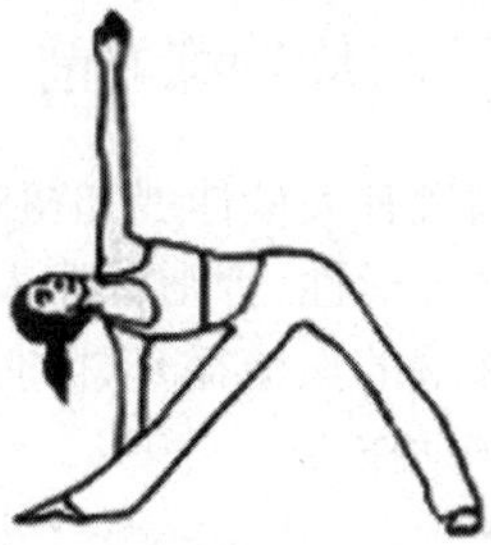

图 3–3–2

练习瑜伽时,上体过于紧张或放松,都易导致头、颈和躯干不在一条直线上,如图 3–3–1;正确动作是在练习时,要想象脊柱挺直伸展,头部向远端延伸,头颈与脊柱成一直线,如图 3–3–2。

2. 肩部耸起

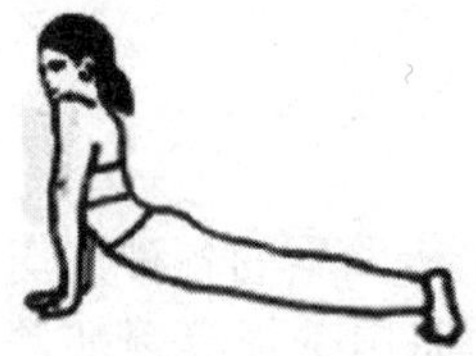

图 3–3–3

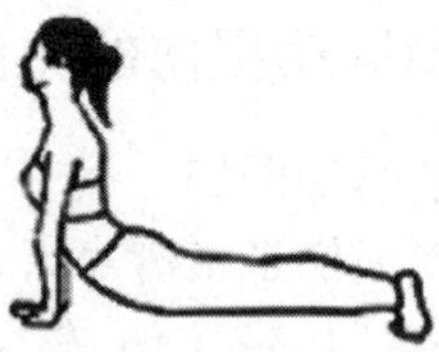

图 3–3–4

在做支撑类动作时,肩关节耸起来了,说明肩颈部过于放松,没有得到充分伸展，如图 3–3–3；正确动作应是肩部伸展开来，手臂有力地支撑躯体，如图 3–3–4。

3. 背部没有挺直，脊柱弯曲

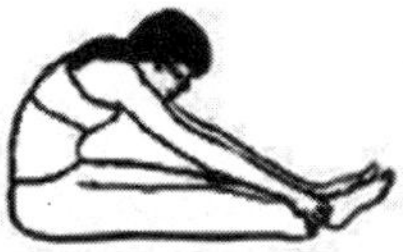

图 3-3-5

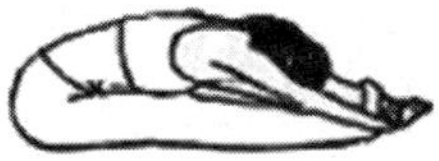

图 3-3-6

背部没有挺直，脊柱弯曲说明脊柱处于紧张状态，意味着脊柱神经没有得到应有的刺激，如图 3-3-5；正确动作应是挺直背部，时刻意识到体位法是围绕脊椎进行的，练习时注意对脊椎的刺激，如图 3-3-6。

4. 双臂与肩没成直线

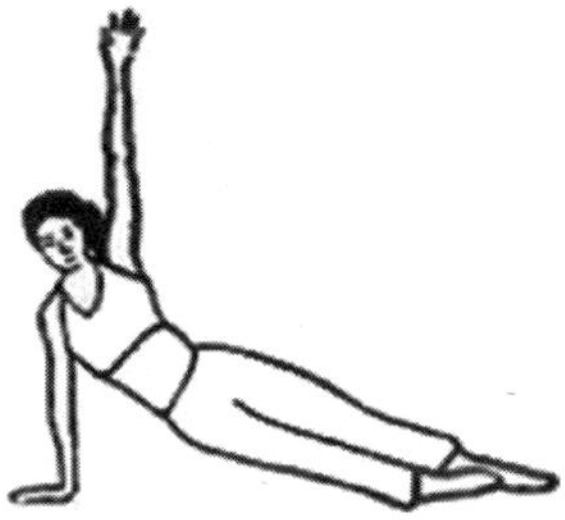

图 3-3-7

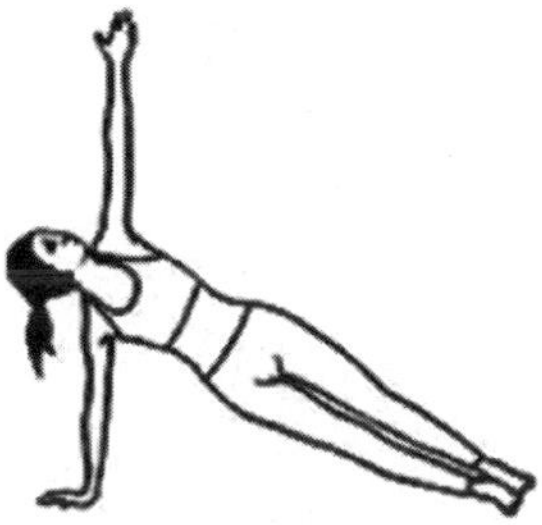

图 3-3-8

肩部手臂紧张，脊柱的扭转不充分，都易导致肩臂不成一条直线，如图 3-3-7；正确做法是充分向两端伸展肩和两臂，配合呼气放松脊柱，如图 3-3-8。

5. 膝关节超过脚尖

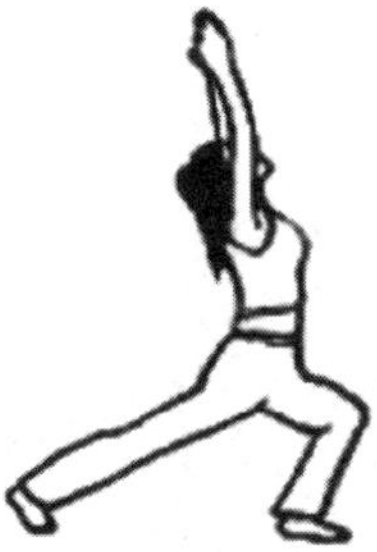

图 3-3-9

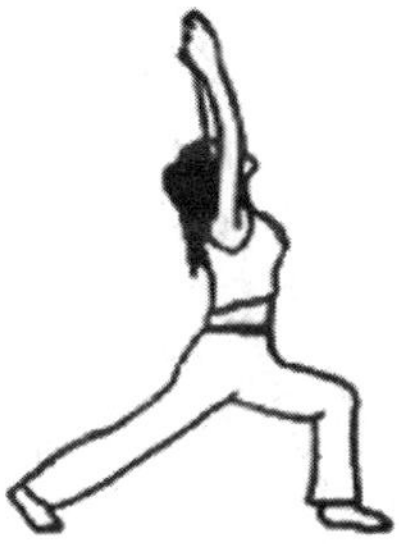

图 3-3-10

屈膝时，膝关节超过脚尖，致使膝关节承受负荷过重，易造成膝部关节损伤，如图 3-3-9；正确做法是屈膝时保持膝关节投影点不超过脚尖，如图 3-3-10。

6. 髋关节离开地面

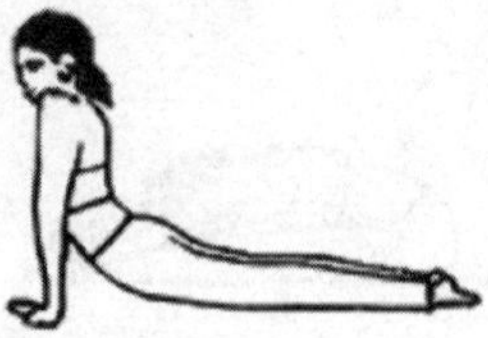
图 3-3-11

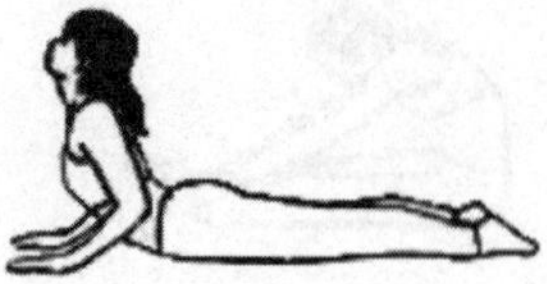
图 3-3-12

有些瑜伽体位动作要求髋关节以下部位紧贴地面，然后向上伸展脊椎，如眼镜蛇式，若髋关节离开地面了，脊椎就得不到应有的刺激，如图 3-3-11；正确做法是伸展脊柱，放松身体，也可适当调整手臂的位置，如图 3-3-12。

7. 膝关节向前歪出

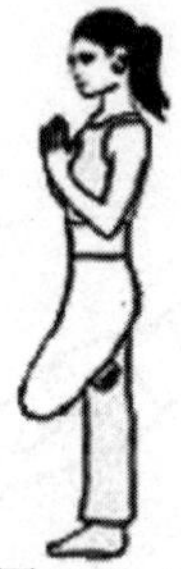
图 3-3-13

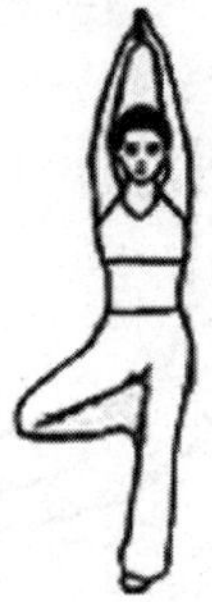
图 3-3-14

从身体的侧面观察上身、腿部、头在完成体式时是否在一平面上，如膝关节向侧前弯曲，则胯部就没有充分展开，如图 3-3-13；正确做法是让膝关节指向正侧方，将胯部充分展开，如图 3-3-14。

8. 髋部弯曲

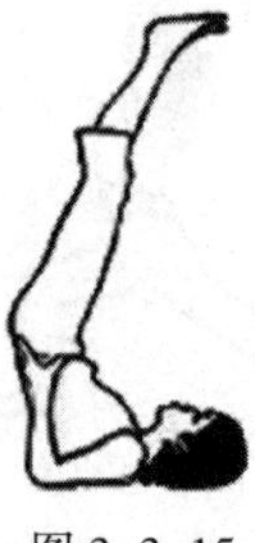
图 3-3-15

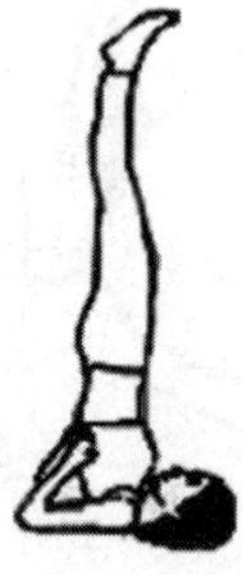
图 3-3-16

在瑜伽倒立体位动作练习时，由于背、腰、髋或腿部过于放松，而导致体后侧肌肉和脊柱未能充分伸展，如图 3-3-15；正确做法是在瑜伽倒立练习时，要注意背部、腰部、髋部和腿部保持一条直线，并尽量垂直于地面向上延伸，以充分伸展体后侧肌肉和脊椎，如图 3-3-16。

(四)瑜伽运动损伤的预防

第一,克服麻痹思想,培养安全意识。瑜伽的练习方式是非常讲究的,无论在物质准备、练习时间、练习场地等方面,还是心理准备方面都有其一定的要求,习练者必须遵循其科学练习的基本原则和要求,不能随心所欲、麻痹大意,要严谨地对待每一次练习,树立安全意识。

第二,做好充分的准备活动。准备活动的内容和活动量的安排,要根据每个人各自的身体特点、气候条件和瑜伽练习内容而定。一般认为兴奋性较低者或身体素质水平高者,运动持续时间短;天气寒冷时,准备活动量可大些。相反,则准备活动量小些。特别要加强在练习中负担较大的部位或易伤部位的准备活动,绝不能马虎敷衍。准备活动要循序渐进,准备活动结束与正式活动开始的间隔时间以1~4分钟为宜。

第三,培养稳定的心理状态。要以愉快、轻松、平和的心理状态去进行瑜伽练习;练习时要注意力集中,不与他人攀比,保持有规律、较深沉的呼吸。

第四,练习方法要得当。瑜伽练习要量力而行,不可逞强,动作缓慢,不可骤然用力,不刻意追求动作标准化。

第五,加强自我监督,安排适宜的运动负荷。瑜伽练习应遵守科学锻炼原则,不能急于求成,技术难度和运动负荷都要适合自己的健康、体能基础,勉强做一些对自己而言有一定难度的动作或盲目加大运动负荷或局部负担过大,对身体都会带来不利。身体疲劳时要休息,避免在身体机能不良时强行进行瑜伽练习。

第六,加强保护与帮助。在做一些难度较大的动作时,应该有熟悉保护方法的人在场保护与帮助,还要掌握自我保护方法。

第七,检查场地、设备、着装。瑜伽练习前,要注意场地器材卫生和安全因素;练习时,身上不能佩带尖利的物件,服装质地要柔软、通气、吸水性能好,锻炼后,汗湿衣服要及时换掉。

二、瑜伽运动损伤的分类及处理

(一)瑜伽运动损伤的分类

(1)按损伤后皮肤和粘膜的完整性,分为开放性损伤和闭合性损伤两种。瑜伽的损伤多以闭合性软组织损伤为主,如肌肉、韧带拉伤,关节扭伤等。

(2)按损伤病程分为急性损伤和慢性损伤两种。急性损伤指在瑜伽运动中瞬间用力不当或间接受力造成的损伤。慢性损伤指局部过度负荷、多次微细组织损伤和积累而造成的损伤,或由于急性损伤处理不当转化而来的陈旧性损伤。如腰肌劳损、慢性损伤性腱鞘炎、坐骨神经痛等。

(二)瑜伽运动损伤的处理

1．急性闭合性软组织损伤的处理

运动中急性闭合性软组织损伤常指挫伤、肌肉拉伤、关节扭伤等。根据病情发展过程，此类损伤可分为早期、中期和后期，应分别给予不同处理。

(1)早期。指伤后24~48小时内，损伤局部出现红、肿、热、痛及功能障碍等征象。其处理原则主要是制动、止血、防肿、镇痛及减轻炎症，伤后立即采用RICE法进行处理：R（rest，休息）、I（ice，冷敷）、C（compression，绷带加压包扎）、E（elevation，抬高伤肢）。具体方法是受伤后尽早进行冷敷，轻伤一般15~30分钟，严重者1小时左右，冷敷结束后用绷带加压包扎并抬高伤肢休息，以后每隔断1~3小时再次冰敷20分钟左右。24小时后打开绷带，观察伤部查看情况，重新评价，以便进一步处理。如急性症状没有缓解或消除，可外敷新伤药，或内服甾体化合物（如水杨酸，芬必得），以缓解炎症和止痛；或口服三七片、云南白药、跌打丸。

(2)中期。指损伤48小时后到急性炎症逐渐消退，但伤部仍有淤血和肿胀。处理原则主要是改善伤部血液循环和淋巴循环，促进肿胀吸收，防止粘连形成。可采用热敷、按摩、针灸、封闭、外敷或洗药等疗法。并尽早开始适度活动，促进功能的尽快康复。

(3)后期。肿胀、压痛已基本消失，损伤基本修复，但功能障碍仍然存在，运动时感到酸胀无力，个别出现伤部僵硬。处理原则主要是恢复和加强肌肉、关节功能。治疗方法是以按摩、理疗、支持带保护下的功能锻炼为主，并适当配以中草药熏洗。

2．慢性损伤的处理方法

慢性损伤按病因又可分为两类：一是陈旧伤，即由急性损伤后处理不当而致反复发作者；二是过劳伤，是由于局部运动负荷安排不当，长期负担过重，超出了组织所能承受的能力，局部过劳致伤，症状出现缓慢，病程迁延较长。例如：慢性腱鞘炎，滑囊炎，腰肌劳损等

(1)处理原则：处理原则主要是改善伤部血液循环，促进组织的新陈代谢，合理安排局部负荷量。

(2)处理方法：对于急性损伤，早期：伤后即刻冷敷，加压包扎，抬高患肢：中期：可采用热疗、按摩、针灸及药物疗法：晚期以按摩、理疗、功能锻炼为主，适以配以药物治疗。对于慢性损伤，与急性损伤中后期的治疗方法大致相同，以按摩、理疗、针灸、局部注射肾上腺皮质激素等效果较好，注意适当的休息，使用活血化淤的中药、适当的肌肉放松按摩为主，在肌肉劳损部位酸痛症状缓解以后，要特别注意积极加强此部位肌肉的功能锻炼，调整工作生活节奏，加强保健，防止受到风寒、外伤、劳损等不良因素的刺激。

思考与练习

1. 瑜伽科学练习的原则有哪些？
2. 瑜伽科学练习的要求有哪些？
3. 如何预防瑜伽的运动损伤？

第四章　瑜伽的饮食与营养

瑜伽历经数千年流传和发展，有其培养健康生活方式的一套完整体系。世界卫生组织提出的健康生活方式的四大基石即合理膳食、适量运动、戒烟限酒和心理平衡。这些在瑜伽体系中均有充分体现。瑜伽不仅仅是体位法的修习，还包括精神理念、生活起居、饮食方式等层面上的精进。饮食在瑜伽体系中占有决定性的作用，这是因为食品的种类和质量以及饮食习惯都直接影响人的健康。而适宜的运动和合理饮食是健康生活方式的两大支点。因此，瑜伽爱好者在习练瑜伽的同时，借鉴瑜伽合理的饮食理念和饮食习惯，有利于满足整体健康的需求。

第一节　瑜伽饮食的食物分类及其营养理念

瑜伽理论将食物分为三种类型，即变性食物、惰性食物及悦性食物。而这三种类型的食物分别具有变性、惰性、悦性力量。

一、变性食物

（一）什么是变性食物

变性食物是指能够为身体提供能量，有益于身体但不利于心灵的食物。瑜伽主张尽量少接触变性食物，例如咖啡、浓茶、强烈调味品、过多的香料、尼古丁、太辣或太咸的食物、零食及快餐，糖、汽水及巧克力也属于变性食物的范畴。

（二）变性食物的危害

变性食物会干扰和刺激人的情绪，使人心绪不安或过于亢奋，而且会破坏身心的平衡，让人变得性格粗鲁、脾气暴躁、喜好争斗、固执己见等，容易引起循环系统及神经系统的失调。

二、惰性食物

（一）什么是惰性食物

惰性食物是指容易引起懈怠、疾病和心灵迟钝的食物。瑜伽饮食中提倡尽量减少食用这类食物。如肉、鱼、蛋、药物及酒精、过度烹蛋及包装的食物都属于惰性食物,发酵、烤、煎、腐坏、加防腐剂及重复加热的食物也属于惰性食物,应少吃或尽量不吃。

(二)惰性食物的危害

惰性食物对身体和心灵都有害,让人变得懒散、迟钝、丧失进取心,甚至引起慢性病和忧郁症,暴饮暴食也是惰性行为之一。这些对瑜伽练习者是极不适合的,不仅会使身体发胖,增加额外的体重负担,还会在饭后较长一段时间感到积滞怠惰,而且性情易于暴躁激动。

三、悦性食物

(一)什么是悦性食物

悦性食物营养丰富,很少选用香料和调料,烹饪简单,口味清淡。主要包括:新鲜水果或果干、果汁、生菜沙拉或微炒过的蔬菜、谷类、豆类、坚果、全麦面包、蜂蜜、牛奶或奶油等乳制品。

(二)悦性食物的益处

悦性食物很容易被人体消化,富于营养,能提供很多能量,使人精力充沛、头脑清醒、耐力大增;同时悦性食物能有效消除疲劳以及工作压力;另外,悦性食物大多是天然、无污染的食物,很少选用香料和调料,烹饪方法简单,能净化人的心灵,使心灵宁静而愉快,有益身心。

瑜伽的饮食营养理念主张多吃悦性食物,少吃变性食物,完全不吃惰性食物,过量饮食等同于食用惰性食物。

第二节 瑜伽饮食的特点与作用

瑜伽饮食的特点及其营养原则与现代营养学内容有颇多相似之处,值得瑜伽习练者加以借鉴。

一、瑜伽的饮食特点与作用

(一)瑜伽饮食提倡素食

瑜伽饮食提倡,食用简单、易消化、自然的食物即是最健康的食物。瑜伽将身体视为重要的工具和灵魂的寄居地,唯有身体获得充分的滋养,才能给心灵提供充足的能量。因此瑜伽修行者很注重身体的健康。瑜伽理论认为,简单自然的素食完全能够为生命活动提供所需要的能量及营养,还对身、心、灵有着多重的保养功效,这种观点经现代科学验证也是非常有道理的。素食会让人体消化系统运作良好,让肠胃干净和轻松。自然简单和健康的素食来自于大自然的阳光、空气和水，人们食用这样的食物，可以饱吸自然之精华，获取大自然的养分和能量。

瑜伽饮食警告提防一种食物，即是肉类，认为肉类含有毒素且不易消化，而消化不了的食物，对你而言就不是最健康的食物，会使消化系统疲劳，这种消化不良会让营养无法到达体内各组织细胞，让免疫系统变得脆弱。瑜伽饮食认为新鲜的水果与蔬菜，含有的生命力量最高，富含营养、未经处理、易于消化，而且能提供不含毒素的快而持久的能量。

(二)瑜伽饮食原则要求吃得品质高，分量少，多样化

瑜伽饮食认为高品质的食物就是促进生命力但又不会产生毒素的食物，而少食多样的饮食方式不但能给身体提供所需营养，聚集能量，还能维持正常的身体吸收、消化与排泄的机能，每餐吃到七八成饱较为适宜。瑜伽饮食推荐的食物包括蔬菜和水果等新鲜食物、全麦与坚果。坚果类食物中丰富的营养素对于素食主义的瑜伽修行者而言非常有益，因为素食主义往往会有蛋白质和脂溶性维生素摄入不足的现象，瑜伽饮食除了主张多食用豆类、牛奶等优质蛋白类食品补充外，适当增加坚果类食物也能弥补素食的不足。

(三)瑜伽饮食主张饮食清淡

瑜伽饮食认为调料口味过重，如食用过分辛、苦、酸、咸、甘的食物，即是变性的食物，不利于健康，也不利于保持良好的情绪。

(四)瑜伽饮食主张生食

瑜伽饮食认为过度烹调会令食物失去大多数生命力量及其原味。

(五)瑜伽饮食注重食物温度

瑜伽饮食认为食物不应太烫或太冷，以免伤害消化器官。

(六)瑜伽饮食原则不提倡饮酒

瑜伽修行者滴酒不沾，认为酒精对于脑部为主的中央神经系统有负面影响。

(七)瑜伽饮食中的一种饮食法——“断食法”

瑜伽修行者认为断食能净化身体和精神，从而达到最高知觉状态，因为身心不再因进食而受打扰，生命能量流向消化系统的很少，能量就自然地流向精神层面，从而加强生命能量的积聚，丰富精神世界。瑜伽断食法是瑜伽生活中一项重要的清洁身体和精神的方式，是积极的、健康的，不是用来减肥的。不过，现在较长时间的断食不被广泛推广，如果断食超过三天，就需要有经验的瑜伽专业人员加以指导。在瑜伽修习中，进行“一日断食法”即断食一天是最简单易行、最安全的一种断食法，在世界各地广为流传，对身心都有很大益处，可放心练习。以下对“一日断食法”予以简介：

1．断食的功用

(1)对身体的益处。长期摄取食物，一些较毒性的物质会身体内堆积浓缩。要避免体内产生毒素,最好的办法是断食,停止食物进入身体,让身体自动清洁一下,将废物排泄出去。断食还可以让消化排泄系统休息一天,你也能体会到身体变得轻盈了。

(2)对心灵的益处。人如果不需要用太多能量来消化食物,大脑就会变得极度清晰,内在的智慧被激发,潜在的能量被唤醒,有助于进行深度的思考和冥想。

(3)对精神层面的益处。瑜伽修行者通过断食来净化身体和精神,从而达到最高知觉状态,因为身心不再因进食而受打扰,生命能量流向消化系统的很少,能量就自然地流向精神层面,从而加强生命能量的积聚,丰富精神世界。

2. 一日断食方法介绍

练习瑜伽一段时间就可以进行断食,练习时最好选择周末进行,这样可以避免影响到正常的工作及生活。练习断食法不一定要选择特别的日子,只要身体及时间允许均可练习。如果自我感觉无法自行练习,也可以在有经验的老师指导下,或者参加集体断食活动。一日断食法包括断食前一天的减食、断食一天与断食后一天的复食三个阶段。如选择周六断食,以下一日断食法具体措施可提供参考:

(1)周五一天都吃素食,多吃新鲜的蔬菜和水果;晚餐时开始减少用餐,并且不吃主食。

(2)周六清晨起床不再进餐,休息、听音乐、看书、放松心情,不可劳累,不可静坐、调息、冥想。在平时吃饭的时间可以喝果汁、蔬菜汁或水,坚持早睡。周日早晨开始复食。

(3)断食后的复食。复食的工作非常重要,复食没做好,很可能影响整个断食效果,甚至可能适得其反。下面这些复食方法可供大家参考:

吃早餐前,先吃香蕉。香蕉是碱性食物,且营养成分高,具有清除异味、清除毒素及滑肠的作用。可能的话,稍待一会儿再吃早餐。早餐、午餐愈清淡愈好。喝大量的柠檬水(加盐效果更好),可加速清除毒素。喝完柠檬水后若肠胃不适,可喝些糖水或蜂蜜调和一下。

3. 一日断食法注意事项

在断食的过程中,人体的循环系统功能会减慢速度,因此有时可能在行动过快时出现头晕的现象,所以要学会保留身体的能量,尽量避免过快的行动或较为剧烈的运动,但可以做一些简单的瑜伽体位姿势、呼吸和冥想的练习。

4. 断食法建议

建议人们尽量有规律地实行断食,断食的时间在一天就可以了,规律可以是一周一天;在季节交换的时候做断食效果较好,因为在换季时也是人体调整内分泌系统、排除身体毒素的最佳时机;对于初学者使用果汁断食法和饮水断食法较为适宜，即在断食期间只饮用果汁、蔬菜汁或水。

二、瑜伽饮食的借鉴作用

中国人说："民以食为天。"维多利亚宣言提出："合理饮食是健康的基础。"但在这个食物空前丰富的时代，当面临众多的选择时，人们却显得有些茫然：如何在满足美味和追求营养间寻求平衡？如何在自然食物和保健食品间发现共识？如何在"健康食品"和"垃圾食品"间辨别良莠？我们的选择必须慎重，因为错误或不当的选择都会造成巨大的损失。有调查显示，当今威胁人们健康的四大杀手——肥胖、高血压、糖尿病和高脂血症——在很大程度上是长期饮食不当铸成的恶果，如饮食结构不合理，畜肉类及油脂消费过多，谷类食物消费偏低等。瑜伽饮食的理念及其饮食特点，对现代人的不良饮食习惯及饮食结构的改善颇具借鉴和启示作用。瑜伽习练者可根据以上瑜伽饮食原则，慢慢调整自己的饮食习惯，在改变饮食的过程中，可参照以下建议，有助于自然地调整饮食习惯，任何人可以根据自己的状况来加以选择这些建议，经过一段时间以后，你就可以领略到健康饮食所带给你的全新感觉和巨大益处。

（一）全面、均衡、适量地摄取营养素

每天都要依照自己的年龄、活动量、生理需求合理而适度地摄取各类营养素。主食类能为人体提供碳水化合物和热量；蔬果类能提供多种维生素；豆类、奶类都可以成为蛋白质的主要来源；油脂类也同样是人体必不可少的，我们可以从大豆油、菜籽油、橄榄油、葵花籽油、茶花籽油中摄取优质的不饱和脂肪酸。要选择足够丰富的食品以保证全面均衡的摄取营养素。但每次烹调食物都以自己的食量为度，不要做过多的食物，众所周知，食物存放时间过长和将已冷却的食物再加热，都会滋生霉菌、真菌和各种有害物质，经常食用这类食物，会诱发胃酸过多等各种疾病。

（二）尽量选择当地的、应季的天然食物

瑜伽饮食原则主张在食物处于最自然状态时食用，以保证营养丰富。当地出产而没有经过长途运输、冷冻的食物，是最新鲜自然的；应季的天然食物则是指没有被过度加工、调味、冷冻、腌渍或其他工业化处理过的食品，这样的食品是最天然、无污染、易于消化的。尽量少吃精制、加工的食物，如：精白面、罐装水果、饮料等。

（三）以清淡饮食为主

瑜伽饮食主张清淡，以少盐、少油、少糖、少食品添加剂为原则，减少身体消化吸收的负担。

用蜂蜜取代白糖；用大枣、葡萄干等干果制品取代甜品；用酱油取代盐，但酱

油本身也应尽量少用；用柠檬取代醋；用全麦面包取代白面包；用原味酸奶取代各种果味酸奶；用酸奶取代沙拉酱；拒绝油腻或油炸食品；以水煮、蒸、拌、炒为最佳烹调方式。

(四)多食蔬菜和水果，排出代谢毒素

每天都应该吃多种蔬果，建议在食物多样的原则指导下，多选用红、黄、深绿色的蔬菜和水果，因为它们是胡萝卜素、维生素 B2、维生素 C 的重要来源。蔬果最好以新鲜的、完整的形态来摄取，比如芹菜，最合理的方法是将芹菜的叶、茎、根都一起烹煮食用。新鲜的蔬菜和水果，为人体提供大量的维生素、膳食纤维，维持人体的基本需求。其中膳食纤维是“肠道的清道夫”，能增加胃肠的蠕动作用，有利于将肠道内积聚的毒素和废物排出体外。为了不影响蔬菜的营养成分流失，应以尽量快的方式来烹调蔬菜，这样可以最大限度地降低其营养成分的流失。

(五)远离油炸、烧烤类食物

油炸、烧烤类食物在加工过程中可生成一些致癌物质，同时破坏食物中的维生素，使蛋白质变性，失去营养价值。

(六)食物搭配需合理

食物的合理化搭配很重要，各种营养素在人体内既相互配合，相互利用，又相互制约，共同维持人体的正常生理活动。因此，寻求各种营养素的适量配合，使营养素之间的关系协调平衡，是我们必须遵循的基本饮食原则。

(七)养成良好的进食习惯

养成每天规律进食的习惯，尽量在同一时间段进食，如果不能保证进餐时间的统一，就应该在规定的就餐时间给自己适量补充一点能量，如一小杯酸奶、一个水果、一块乳酪。另外要仔细咀嚼食物，以愉悦的心情来细细品味食物，吃得过快只会加重肠胃负担。最多吃到七成饱，暴饮暴食只会让我们产生疲倦和紧张的感觉，并会让人变得愚钝。

(八)适度改进进食方式

对于大多数人来说，突然地强迫自己食素或断食很难做到，瑜伽导师们建议：慢慢改变比强制执行更自然、更有益。我们可以尝试将每天每餐都有荤食改为每两天一次或每三天一次，然后逐渐向纯素食或阶段性素食转变。在瑜伽导师的指导下，每周试着断食一天。这样，就能将素食、断食、自然食结合起来了。

(九)在愉快的心境下进食

在安静祥和的环境中，在与家人共餐的幸福氛围中，以快乐的心情来体会食物的滋味，来领受食物赐予的能量。这样一来，每一餐都会成为你的一段幸福体验，消化系统也会更加健康地运转，这样会促使身体对营养的吸收。

第三节 瑜伽的营养食谱

在练习瑜伽的同时,也需要营养食谱来为肠胃做一下瑜伽运动,让肠胃也像做了瑜伽一样轻松。

一、瑜伽主食类

主食一般主要指谷类食物,也包括根茎类富含淀粉的食物。从现代营养学来看,谷类富含淀粉、糖类、蛋白质和各种维生素,是食物之本,是人类能量的主要来源,是维持生命的基础食物。瑜伽饮食主张用全麦面包,相对经过精细加工的细粮而言,含有更多的维生素、矿物质和纤维素。自制瑜伽主食的做法要注意食物的合理搭配:一要在在饮食中做到粗粮与细粮搭配,这能为人体提供更多、更全面的营养素;二从蛋白质的互补作用来看,谷类食物与豆类食物的混合食用,其蛋白质生物价都有较大程度的提高,这也弥补了瑜伽饮食因素食而致蛋白质摄入不足的状况。下面介绍几种谷类及瑜伽主食的做法:

(一)谷类介绍:

1. 燕麦

又称莜麦、玉麦,内含丰富的维生素 B1 和维生素 E 。燕麦可有效降低人体中的胆固醇,经常食用可对中老年人的心脑血管疾病起到一定的预防作用;经常食用燕麦对糖尿病患者也有非常好的降糖、减肥的作用;燕麦有通大便的作用;它含有的钙、磷、铁、锌等矿物质,有预防骨质疏松、促进伤口愈合、防止贫血的作用。

2. 小米

性甘微寒,有健脾、除湿,安神等功效。

3. 玉米

纤维素比精米、精面粉高 4 ~ 10 倍。纤维素可加速肠胃蠕动,降低胆固醇的吸收,预防冠心病,玉米能吸收人体的一部分葡萄糖,对糖尿病患者有很好的作用。

4. 荞麦

荞麦含有其他谷物所不具备的“叶绿素”和“芦丁”。其维生素 B1、维生素 B2 比小麦多 2 倍,烟酸多 3 ~ 4 倍。荞麦是高血压、糖尿病患者的极好辅助食物。

(二)瑜伽主食食谱:

1. 小米杂粥

材料:小米 100 克,紫米 50 克,玉米渣、红豆、绿豆、花生各 20 克,红枣五颗。

调料:蜂蜜适量。

做法:①将紫米、玉米渣、红豆、绿豆、花生分别洗净,用水泡一小时。②将所有材料一同放入锅中,大火煮开,转小火继续煮,煮熟至黏稠状即可。③煮成粥后,加入蜂蜜调味即可。

营养功效:富含丰富的碳水化合物、蛋白质、脂肪、微量元素和维生素,尤其适宜食欲不佳、肠胃不好以及贫血者食用。

2. 牛奶麦片粥

材料:麦片两把,牛奶两杯,白糯米一把。

调料:蜂蜜适量。

做法:①麦片、白糯米分别洗净,糯米浸泡4小时。②将浸泡好的糯米入锅,加适量水,以大火煮开后转小火煮15分钟,再加入麦片,大火煮开后加入牛奶,煮至麦片软烂即可,稍稍冷却后加入蜂蜜调和。

营养功效:此粥中含有丰富的蛋白质、B族维生素及钙、磷、铁等矿物质,能滋养肌肤,防止肌肤提前老化,并改善肌肤粗糙的现象。

二、瑜伽菜品、饮品类

瑜伽饮食极力推荐悦性食物,它包括新鲜的水果、蔬菜,一切豆制品,牛奶和乳制品,坚果和全麦食物。这些也是瑜伽菜品和饮品的主要原材料。新鲜的水果和蔬菜是维生素、无机盐和膳食纤维的良好来源;豆制品和乳制品为人体提供大量的氨基酸和丰富的维生素及矿物,所提供的优良蛋白质其生理价值几乎与肉类相当;坚果类食物含有较高的热量、蛋白质和脂溶性维生素等。下面介绍几种蔬菜、水果、坚果及菜品、饮品食谱,它们都是瑜伽运动非常理想的食物。

(一)部分瑜伽菜品和饮品原材料营养成分及其营养价值

番茄:除了含有维生素C、E、K之外,更含有茄红素、叶酸、酚酸和丰富纤维质,是美肤瘦身的最佳食品。

海带:新鲜的海带含有捕捉自由基的硒及少量的钙、镁、钾等矿物质,有助于调理人体的生理机能,帮助排除身体的重金属。

土豆:含维生素B和C,安神,使人保持精力。

胡萝卜:含维生素A,有预防感冒和防癌的功效。

西洋芹:含维生素B2、A、C,有降压、健胃、镇静的功效,可预防面部长痘,促进新陈代谢,其纤维素有清肠之功效。

白萝卜:富含维生素C,并能清理肠道。

茄子:含丰富的维生素,营养价值很高,对防止高血压、脑溢血有一定作用,对咯血、紫斑病患者也有裨益,还能促进伤口的愈合。

苹果:苹果含有丰富的维生素A、C和钾、钙、铁质、纤维质,是绝佳的美容水果,可以加速排毒功效并降低热量吸收。

香蕉:香蕉含有丰富的碳水化合物、蛋白质、膳食纤维、钾、磷和维生素A、维生素C,欧洲人因它能解除忧郁而称其为"快乐水果",可以降低血压、预防心血管疾病,还有润肠通便、润肺止咳、清热解毒、助消化和健脑的作用。

奶类及其制品:是钙的最好食物来源,同时含有丰富的优质蛋白质,其氨基酸比例适于人体的利用,还含有人体所必需的维生素A、B1、B2。

豆类及其制品:豆类品种繁多,有黄豆、黑豆、绿豆、豌豆等,豆制品也是种类繁多,有豆腐、豆干、千张、腐竹等,都含有优质蛋白质、不饱和脂肪酸、异黄酮、钙及B族维生素等。

花生:花生含有丰富的蛋白质、不饱和脂肪酸和维生素B1、B2及维生素E等多种营养成分。花生油增强记忆、抗老化、延缓脑功能衰退、止血、滋润皮肤等功效。

核桃:核桃含有丰富的多不饱和脂肪酸、蛋白质,以及钙、铁、磷、镁等微量元素和B族维生素等。可防止细胞老化,有健脑、增强记忆力及延缓衰老的功效。

(二)瑜伽菜品

瑜伽菜品,大多以纯天然的应季食物,包括谷类及其制品、水果、蔬菜、牛奶、乳类制品、豆类、坚果等为原材料,新鲜富有营养,加工时很少用香料和有刺激性的调料。

1. 豆腐丸子烩青菜

材料:豆腐泥3大匙,胡萝卜泥、菠菜泥各1大匙。

调料:清高汤1杯,水淀粉2大匙,盐少许。

做法:①豆腐泥用纱布袋挤干水分,与水淀粉拌匀,做成三个小圆球,加入清高汤中煮熟后取出,置于盘中即可。②将胡萝卜泥和菠菜泥以清高汤煮软,用少许盐调味后,以水淀粉勾薄芡,淋在豆腐丸子上即可。

营养功效:豆腐中含有丰富的大豆软磷脂,有益于神经、血管、大脑的发育生长,而且还是人体摄取蛋白质的良好来源。将整块豆腐放入开水中煮一下,可去除豆腥味。

2. 芝麻芹菜

材料:芹菜40克。

调料:橄榄油3大匙,芝麻半小匙。

做法:①芹菜洗净,切细条。②起锅热油,放入芹菜条翻炒。③翻炒熟后即可盛起,撒上芝麻即可。

营养功效:芹菜富含大量纤维素,并含有一种能使脂肪加速分解、消失的化学物质，是减肥的最佳食品。

3. 蔬菜水果沙拉

材料：苹果 1 个，猕猴桃 1 个，西芹 200 克，紫甘蓝 40 克。

调料：原味酸奶 500 克，桑葚果酱 5 克。

做法；①苹果与猕猴桃去皮、洗净、切块；西芹、紫甘蓝分别择洗干净后切丝，盛入碗中。②将桑葚果酱拌入原味酸奶制成沙拉酱，淋上即可。

营养功效：苹果中含有一种植物化学成分，能对抗因自由基攻击所引起的癌症；紫甘蓝属十字花科类蔬菜，拥有丰富的膳食纤维，可以当肠道的清道夫，避免毒素在体内大量堆积。

4. 玉米浓汤

材料：玉米粒一碗，鸡蛋一个，牛奶两碗。

调料：盐、淀粉、香油少许。

做法：①水烧开后倒入玉米粒煮熟；②加上调味料；③蛋打散后淋在汤汁上做蛋花；④再加入鲜奶；⑤汤煮开后倒入碗中即成。

营养功效：牛奶和鸡蛋中含有优质蛋白质及多种维生素和矿物质，钙含量较高，且易被人体吸收；玉米有长寿、美容作用，玉米胚尖所含的营养物质能增强人体新陈代谢、抑制和延缓皱纹产生，且玉米有开胃及降血脂的功效。

5. 胡萝卜鲜橙汤

原料：胡萝卜 500 克，西红柿 1 个，蔬菜汤 1 000 克。

调料：奶油 2 大匙，柳橙汁 125 克，香草、盐、胡椒粉各适量。

做法：①将胡萝卜洗净，去皮切片，和奶油放入锅中，中火熬煮（勤搅拌）约 10 分钟。②西红柿洗净，切块与蔬菜汤、柳橙汁一同放入胡萝卜锅中，一起煮沸，加入香草、盐、胡椒粉，再用小火煮 20 分钟左右至胡萝卜软烂，盛出，冷却即可。

营养功效：胡萝鲜橙汤能提供丰富的维生素 A、维生素 C 及胡萝卜素等，增强人体免疫力和抗氧化能力，具有美容和抗衰老作用。

（三）瑜伽饮品

1. 胡萝卜蕃茄汁

材料：胡萝卜，蕃茄，柠檬，蜂蜜。

做法：①将胡萝卜及番茄切成小块后榨汁。②取柠檬去皮后切一半，切成小块后榨成汁。③将胡萝卜及番茄汁与柠檬汁混合后，调入少量蜂蜜即可。

营养功效：含有丰富的维生素 A，维生素 C，能迅速消除疲劳，恢复精力，改善消化不良，还可改善贫血。

2. 香蕉草莓汁

材料:香蕉去皮,草莓 5 颗,鲜奶 1 杯,蜂蜜少许。

做法:①将去皮的香蕉与洗净的草莓放入榨汁机内榨出汁。②在这汁中加入已预备好的鲜奶和蜂蜜即可。

营养功效:含有丰富的维生素及蛋白质,对养颜极为有益。

3. 蕃茄苹果汁

材料:蕃茄,苹果各 2 个,牛奶一杯,柠檬一个,冰糖几颗。

做法:①将蕃茄,苹果去皮洗净,切成小块,放入榨汗机内榨汁。②将柠檬切半个,也放入榨汁机内榨出汁。③再将两种汁倒入杯内加入牛奶,冰糖搅匀即可。

营养功效:含有多种维生素,是爱美女士及儿童喜爱的果汁。

4. 杏仁桂花露

材料:杏仁 12 克、桂花 6 克、冰糖适量。

做法:取杏仁捣碎入锅,煮 15 分钟后入桂花再煮 10 分钟,滤去渣质入冰糖调味,即可食用。

营养功效:此方清香扑鼻、美味可口,有乌发养颜、护肤怯斑之功效,适于女性四季常饮。

思考与练习

1. 瑜伽饮食的食物是如何分类的?
2. 试述瑜伽饮食的特点和作用。

下　篇

瑜伽运动实践篇

第五章　瑜伽运动的呼吸

呼吸是瑜伽的中心，无论冥想、体位法以及休息术都需要呼吸来配合，贯穿于整个练习过程中。瑜伽呼吸是指有意识地控制一呼一吸，使练习者达到某种状态，这种呼吸法是通过鼻腔，借助腹、胸、肩来进行的气息练习。它区别于自然呼吸，有其一定的目的要求和具体方法。

第一节　瑜伽呼吸的目的要求

一、瑜伽呼吸的目的

呼吸是人生存的基本要素，也是健康的重要基础。人体通过肺部吸入充分的氧气，促进血液循环，再把能量供给全身。因此，健康长寿的秘诀之一就是自然绵长的呼吸——吸入充足的氧气。然而，在日常生活中，许多人的呼吸都是呼吸系统自主而无意识的浅式呼吸，供氧不足，久而久之对健康极为不利。瑜伽呼吸的目的，就是让呼吸系统充分有效地发挥作用，为生命提供足够的氧气。在瑜伽练习中，呼吸可以将肉体和精神练习起来。通过呼吸不仅可以摄取精气，也能养息，而且还可以自由调节舒缓，集中注意力。

二、瑜伽呼吸练习的要求

瑜伽呼吸练习又称为调息法，用来唤醒并净化身体的生命能量。练习时注意以下事项：

(一) 用鼻呼吸

瑜伽中的呼吸基本上都是用鼻子进行的，有特殊要求时才用嘴呼吸。用鼻子呼吸可以过滤和温暖空气，以免刺激呼吸系统。练习过程中要保持鼻腔和口腔清洁，以保持呼吸的顺畅。

(二)练习地点

练习瑜伽呼吸的地点最好是安静、干净、通风良好的场所。通常情况下，不在阳光直射下练习(除非清晨)，也不要在冷的环境和污浊环境中练习。

(三)练习时间

练习呼吸,最好是在空腹状态下或饭后 3~4 小时进行。饱餐后练习会妨碍消化系统的血液循环。

(四)练习姿势

练习呼吸时的姿势,可根据具体的呼吸练习采用不同的姿势,总体要求身体保持自然、正直、放松。

(五)呼吸要有一定的自然节律,避免过度用力

瑜伽的呼吸是自然而然进行的,要有一定的自然节律,比较合适的节律是:吸气——8 秒钟,屏气——4 秒钟,呼气——8 秒钟……呼吸过程中不要太过用力,不要紧张,不要急于求成,要循序渐进。

第二节 瑜伽呼吸的主要方法

瑜伽呼吸法大致有十余种,较为基本的呼吸法包括胸式呼吸法、腹式呼吸法以及将二者相结合的瑜伽完全呼吸法。

一、腹式呼吸

腹式呼吸是瑜伽中最重要的也是最基础的一种呼吸方法。腹式呼吸是通过加大横膈的活动、减少胸腔的运动来完成练习的。在呼吸的过程中要求胸腔保持不动,只感觉腹部随着一呼一吸在起伏。当长期坚持练习形成习惯之后,在日常的瑜伽练习与生活当中也会采用此方式进行呼吸。

(一)练习方法

(1)仰卧或舒适的坐姿或站姿,可以将一手放在腹部肚脐处,放松全身,自然呼吸。

(2)吸气,最大限度地向外扩张腹部,使腹部鼓起,胸部保持不动。

(3)呼气,腹部自然凹进,向内朝脊柱方向收缩,胸部保持不动。最大限度地向内收缩腹部,把所有废气从肺部全部呼出来,这时横膈膜自然升起。循环往复,保持一次呼吸的节奏一致,体会腹部的一起一落。

(二)作用

腹式呼吸可以有效地减去腹部多余脂肪。

(三)注意事项

初学者在开始练习阶段很难体会到腹部的起伏,无需气馁,只要坚持练习,将意识集中在腹部,感受腹部的一起一落,通过一段时间的练习后就可以顺利掌握。

二、胸式呼吸

胸式呼吸是通过扩张和收缩胸腔并利用中间部位来完成呼吸的。呼吸同等量的空气时，胸式呼吸要比腹式呼吸需要更多的力气。在运动时或处于紧张状态下使用胸式呼吸较多。

（一）练习方法

（1）取仰卧或舒适的坐姿或站姿，放松全身，自然呼吸。

（2）吸气，慢慢地、最大限度地向外、向上扩张胸部，腹部尽量不动。

（3）呼气时，慢慢放松胸腔，感觉向下、向内收缩，腹部尽量不动，排出废气。

（二）注意事项：

练习中，主要感受胸腔区域扩展与收缩，腹部保持不动。

三、瑜伽完全呼吸法

完全呼吸法就是将腹式呼吸和胸式呼吸结合起来的一种呼吸方式。

（一）练习方法

（1）仰卧或舒适的坐姿或站姿，全身放松，脊柱尽可能伸直。

（2）缓慢深长吸气，腹部像吹气球式鼓起，随后也使你的胸部鼓起，双肩可略微抬高，使腹部和胸部扩张到最大程度；接着再慢慢呼气，腹、胸部随之呈反向运动。整个呼吸过程应和谐、流畅。

（3）瑜伽完全呼吸法应包括吸气、屏息和呼气。

（二）作用

（1）瑜伽完全呼吸法增加了氧气的摄入量，使肺活量增大，活力和耐力有所增加。

（2）经常练习，能预防和治疗感冒、哮喘等疾病，予以整个呼吸系统良好刺激。

（3）可以增进人体消化器官的活动，消除并治愈消化系统方面的疾病。

（4）改善睡眠，缓解压力，消除紧张。

（三）注意事项

整个呼吸过程应缓慢、顺畅和轻柔，一气呵成，好像波浪轻轻起伏从下向上，之后再从上而下，每一阶段不可分开来做。

第三节 瑜伽调息法、收束法介绍

一、瑜伽调息法

瑜伽的“调息法”在梵语中用“Pranayama”表示，其中 Prana 意思是”生命之气”,yama 则是“控制”的意思。瑜伽的调息法通过有规律地吸气和呼气,以及有意识地进行屏息,刺激和按摩所有的内脏器官,进而唤醒潜藏在体内的能量(生命之气),使之得以保存、调理和提升。

(一)清凉调息法

1. 动作方法

(1)取一坐姿舒适的坐下,保持头、颈、背部的挺直,两手放于两膝上,全身放松。

(2)将舌尖卷成一个小卷,放于两唇间。

(3)通过这个小卷深深吸气,感觉到一股清凉的空气吸入腹部。

(4)收进舌尖,闭上嘴,低头,屏息一会儿。

(5)抬头,通过鼻孔将所有空气尽可能完全排出。

(6)这样,吸气、屏息、呼气反复 20 ~ 30 次。

2. 作用

(1)具有清凉、解渴之功效。

(2)使神经安宁、心态祥和,并放松全身肌肉。

(3)净化血液,促进内脏活动,提高消化功能。

3. 注意事项

患有低血压或呼吸系统疾病如哮喘、支气管炎者不要做此练习;心脏病患者练习时不要屏气;慢性便秘者不宜练习;冬天或天气过冷时都不要做此练习。

(二)蜂鸣式调息法

1. 动作方法

(1)以任何一种坐姿舒服坐下,保持头、颈、背部挺直,闭上双眼,放松全身。

(2)舌尖抵在上腭,保持面部放松,保持意识清醒。

(3)慢慢用鼻子吸气,呼气时要缓慢发出低沉、平稳的像蜜蜂发出的蜂鸣声。

(4)再次深深吸气,呼气时再次发出蜂鸣声。重复做几分钟。

2. 作用

(1)缓解压力及大脑紧张,减轻焦虑、失眠。

(2)有助于体内组织的康复,可以在手术后练习。

(3)对于咽喉、扁桃体以及甲状腺问题也有帮助。

3. 注意事项

选择安静的练习场所;耳部疾病、心脏病患者练习时,不要屏气;耳朵严重发炎或感染时不要练习。

(三)风箱调息法

1. 动作方法

(1)按一种舒适的坐姿坐定,头和脊柱保持挺直,闭上双眼,放松全身。

(2)右手放在脸部前面,食指和中指放在前额,拇指在右鼻孔旁、无名指和小指自然弯曲在左鼻孔旁,左手放在左膝上。

(3)以拇指压住鼻旁,闭住右鼻孔。腹部随着呼吸有节奏地扩张、收缩,心中默数呼吸的次数,气体经由左鼻孔被吸入和呼出 20 次。呼吸时主要由腹部完成扩张和收缩的动作,不要扩胸或耸肩,鼻子发出气息,喉咙不要出声。

(4)做 20 次呼吸为一组,然后用左鼻孔缓慢而深长地吸一口气,同时向外扩展胸部和腹部,用拇指、无名指按住鼻子两旁,内屏气几秒钟进行收颔收束法和会阴收束法,保持几秒钟,或以舒适为限,然后呼气,并恢复正常呼吸。

(5)用无名指闭住左鼻孔,腹部随着呼吸有节奏地扩张、收缩,气体经由右鼻被吸入和呼出 20 次。

(6)再次深吸一口气,重复进行第 3 步的练习。这是一个回合,每次做 3 个回合。

2. 作用

风箱呼吸功有助于净化肺部,排除多余气体,对缓解哮喘、肺结核等疾病症状有一定效果。它还能消除喉部炎症;还可以使人集中注意力、思维清晰,心态平静。

3. 注意事项

练习时应避免剧烈呼吸以及过度摇晃身体, 如果感到发晕表示练习方法有误。在做这个练习时,每做一个回合,都应充分休息一下,保持放松。高血压、眩晕症、中风、心脏病患者不要擅自做风箱功;患有呼吸道疾病如哮喘、支气管炎及处于肺结核恢复期者建议在专业人员指导下进行练习;初学者练习时应谨慎,开始时,呼吸应相当慢。一两周之后才逐渐增加呼吸的速度。不论任何人,风箱式练习的太多,都要损坏身体,因此人人都得有节制和小心谨慎地练习。

二、瑜伽收束法介绍

收束法,梵文 Bandha,意思是“扣牢”,“系紧”,“锁牢”,指紧压、收缩、控制身体特定器官及身体部位,以达到对能量的保护与约束。 收束法的主要目的是防止能量散失,控制或锁住能量流动,保证能量准确到达目的地,不破坏其他的神经系统或能量循环。

(一)收颔收束法

1. 动作方法:

(1) 选择一种舒适的坐姿。

(2) 放松,闭上双眼,吸气,呼气。

(3) 闭息,头向前方弯,以鼻尖画弧,直至下巴紧紧抵着胸骨。

(4) 两肩稍向前耸一点,伸直双臂。

（5）两手掌应紧压两膝。

（6）保持这种姿势，直至你不能舒适的闭息为止。

（7）恢复的动作要缓慢，慢慢的仰起头部，慢慢的吸气，直至头颈部完全伸直。

（8）这是一个完整的回合，每次练习不要超过12个回合。

2. 作用

收颔收束法对于人的肌体和心灵会产生较为广泛的效果，它使心搏减缓，对甲状腺和甲状旁腺有按摩作用，从而改进其功能，整个身体都会因为甲状腺功效增强而获益。它有助于消除愤怒和紧张忧伤的心情。它通常与调息及其它的收束法一起练习，达到更好的效果。

3. 注意事项

患有头颅内部压力（颅内压）症状和有心脏疾病的人只有经医生同意之后才可以做这个功法，而且还应非常小心。还有，当头部抬起或放下而构成收束姿势时，最好不要呼吸。当头部伸直时才能呼吸。

（二）会阴收束法

1. 动作方法

（1）屈膝坐好，两手放于膝盖上，伸直脊柱，微微闭上双眼。

（2）注意力集中在自己的会阴部位。

（3）吸气，收缩整个会阴部位肌肉。

（4）呼气，放松整个会阴部位肌肉。

（5）这样，反复地放松和收缩20～30次。

2. 作用

经常练习这种方法，对性器官起到锻炼的作用。特别是产后妇女常做此练习，可使因生产而松弛的产道尽快恢复，同时也可预防和缓解便秘及痔疮。对男性而言，这种锻炼法可提高性功能。

3. 注意事项

这个练习应在瑜伽姿势及呼吸后进行。

（三）收腹收束法

1. 动作方法

（1）选择一种能使你双膝稳固地贴紧地板上的瑜伽坐姿，两掌放在两膝上，放松。

（2）彻底呼气，悬息，在悬息的同时，把腹部肌肉向内和向上收缩，尽量长久地保持这个姿势。

（3）慢慢放松腹部肌肉，然后吸气，休息，直到你感到有力量再做这个练习时为止。

以上重复做3～5次。

2. 作用

这个练习把横膈膜向胸腔提升，而把腹部脏器推向脊柱方向，由于肠胃反复被抬高，并受挤压，这就产生了蠕动动作，这动作可以刺激滞留在肠道中的废物，因此，这个收腹收束法对于预防便秘和不规则的肠运动很有效；同时收腹收束法还能使腹腔内所有器官都受到按摩和刺激，使腹腔器官得到补养；收腹收束法也可减少腹部的脂肪。

3. 注意事项

孕妇、患有心脏病、胃溃疡或十二指肠溃疡的人不宜练习收腹收束法。在饱腹时，不要做这种收束法。最好是在空腹时练习。

(四)大收束法

1. 动作方法：

(1) 保持舒适的坐姿，双膝紧贴地板，挺直头部和脊柱。

(2) 通过鼻子慢慢深吸气，接着深呼气，然后收颔、收腹、收缩会阴，保持收束，但是必须在自己的能力范围内，若感觉有压力，就必须放松会阴、腹部、下颚，抬头后慢慢吸气。

2. 作用

集收颔、收腹、会阴收束法的作用于一体。

3. 注意事项

在空腹的情况下才能练习此收束法；熟悉收颔、收腹、会阴收束法后再练习该收束法；心脏病及高血压患者请勿练习。

思考与练习

1. 瑜伽的呼吸有哪些要求？

2. 试述瑜伽的完全式呼吸的方法。

第六章　瑜伽运动的冥想

冥想是指身、心、灵合一后所进入的状态，是处于清醒与睡眠之间的一种状态，此时对外的一切意识活动停止，但潜意识的活动更加敏锐与活跃，从而获得深度宁静。冥想的四要素是冥想的对象、语音、体位和气息，其中语音是各种冥想技巧中最深奥的一种。

第一节　冥想的目的与要求

一、冥想的目的

冥想就是改变意识活动的形式，停止知性和理性的大脑皮质活动，而使自律神经呈现出活跃状态的一种心灵自律行为。冥想可以提高自我觉醒的意识，增强身体的能量，发展洞察力，净化心灵，掌握心知，提高记忆力，还可以帮助人们解除压力，稳定情绪，让头脑休息，从而重新恢复活力。

二、冥想的要求

(1)练习前不要进食，否则会影响精神集中。

(2)练习的时间和地点应固定，这样有助于尽快进入状态。

(3)练习时应选择一个比较舒适、放松的姿势。

(4)确保身体处于放松状态。

(5)练习冥想要在教师指导下进行，不要盲目练习。

第二节　冥想的方法

一、瑜伽冥想的基本坐姿及瑜伽手印

(一)基本坐姿

1. 莲花坐(图 6-2-1)

莲花坐在瑜伽坐姿中最受赞叹，梵文莲花被视为美的象征。从瑜伽的角度

看,这个姿势极为适宜于做呼吸和冥想练习。

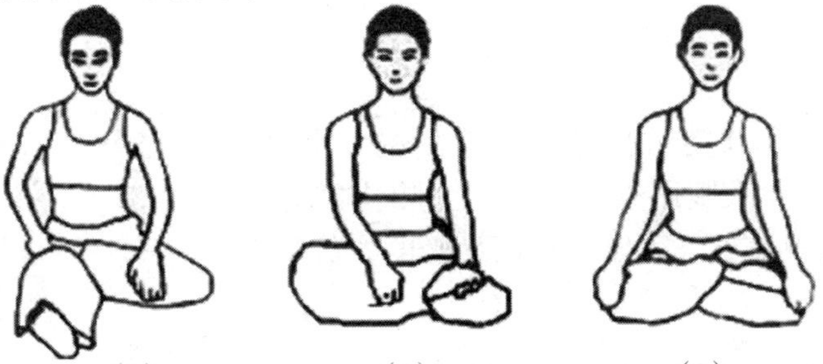

（1）　（2）　（3）

图 6-2-1

动作方法:

(1)双腿向前伸直,弯曲左膝,左脚放右大腿上。

(2)双手搬右脚放左大腿上。

(3)两只手手掌向上,大拇指和食指轻贴一起,成智慧手印,并轻放在左膝上,腰部伸直;胸部自然挺起,下巴稍微抬起,深而慢地呼吸,双腿双膝尽量贴地。

注意事项:

莲花坐对双腿的柔韧性有较高的要求,所以并不主张初学者练习。身体产生剧烈的疼痛时要停止练习,切忌急于求成。可以先从简易坐或半莲花坐开始。

2. 简易坐(图 6-2-2)

简易坐是瑜伽坐姿中最容易掌握的姿势之一,适用于初学者练习。

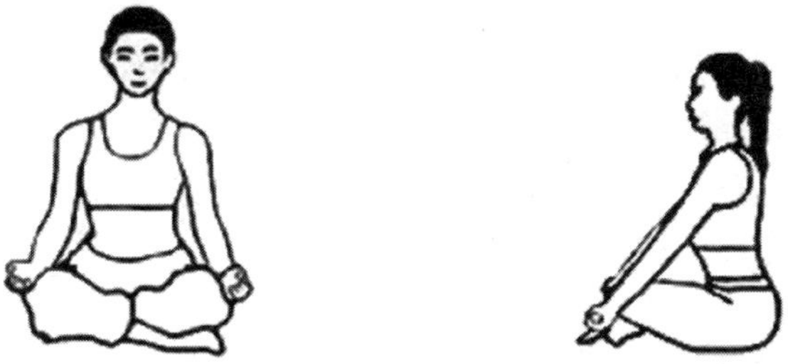

简易坐　简易坐侧面

图 6-2-2

动作方法:

坐下来,双腿弯曲,双腿交叉,闭上眼睛或目视前方,双肩放松,下巴稍往内收,腰背挺直,两手掌心向上,大拇指和食指指端轻触,轻轻放在双膝上。

注意事项:

腰背挺直,将内脏器官置于有益于健康的位置,如果感觉身体后倾或驼背,可以在臀部放一个垫子,使臀部与膝关节保持在一条水平线上,这有利于脊柱保持正直。

3. 半莲花坐(图 6-2-3)

动作方法:

右小腿弯曲,并使右脚脚底板定在左大腿内侧,右膝弯曲,将左脚放在右大腿跟处,脚心向上,腰背挺直,下颌收起,闭上眼睛或目视前方。手臂保持简易坐的姿势不变。

注意事项:

需使头、脖子和身子保持在一条线上,双腿可交换练习,臀部紧贴地面。

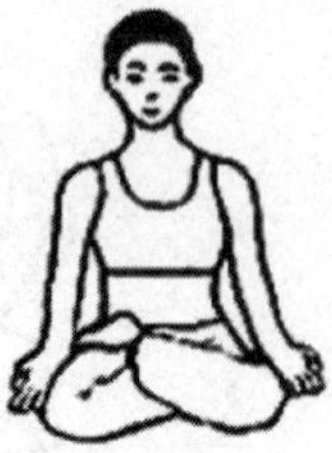
图 6-2-3

4. 至善坐(图 6-2-4)

动作方法:

右膝弯曲,把脚后跟贴在会阴部。左脚重叠放在右腿上,并把左脚尖塞在右腿弯曲处,右脚尖塞进左腿地弯曲处。双手接智慧手印,轻放在双膝上。

注意事项:

腰背挺直,臀部紧贴地面。

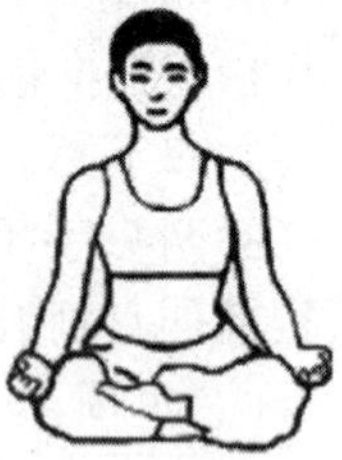
图 6-2-4

5. 悉达斯瓦鲁普坐(图 6-2-5)

动作方法:

双手撑地,将身体抬起,把右脚放在左臀下方,右脚跟向上对着肛门部位。收缩肛门括约肌,身体慢慢放下,坐在脚跟上。左膝弯曲,左脚放在右大腿根部,将全身重量放在右脚跟上。双收结成智慧手印,轻轻放在双膝上。

注意事项:

脚跟应顶住收缩的肛部,可以换腿练习。

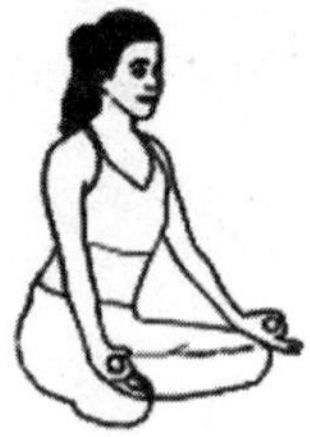
图 6-2-5

6. 英雄冥想姿势(图 6-2-6)

动作方法:

端坐,右腿弯曲,右脚置于左臀外侧,脚跟贴近臀部处。右膝弯曲,放在左腿上方,调整右腿的位置,使两膝盖上下交叠。右手手心敷在右膝处,左手手心放在右手背上。

注意事项:

腰背挺直,目视前方。在这个姿势中,身体大部分部位都

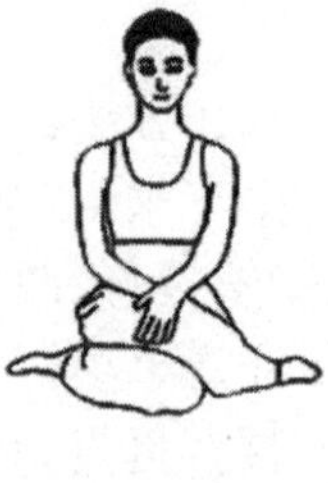
图 6-2-6

接触了地面，所以容易保持长久。可换腿练习。

7. 吉祥坐（图 6-2-7）

动作方法：

弯起左小腿，左脚底顶住右大腿，弯起右小腿，把右脚放在坐大腿和左小腿夹紧的部位。两脚脚趾应分别契入对侧大腿和小腿夹紧的部位。两手结成智慧手印，放在两大腿之间的空位处或放在两膝上。

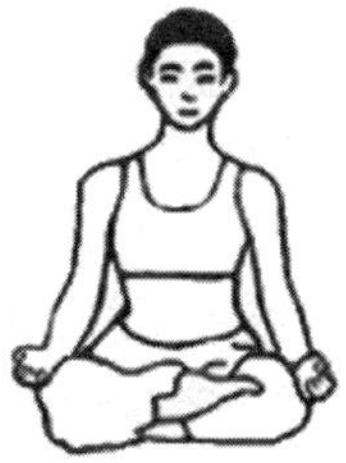
图 6-2-7

注意事项：

腰背挺直，臀部紧紧贴在地板上。

（二）瑜伽手印

手印即修炼时手指结成的形态。练习瑜伽时每一个手指都象征着重要意义，小拇指代表泰默，是惰性、懒散、黑暗的象征；无名指代表拉加，是活力、动作、激情的象征；中指代表萨伐，是纯洁、智慧、和平的象征；食指代表吉伐泰默，是个体心灵的象征；拇指代表帕拉玛泰默，代表无处不在的宇宙本体。食指和拇指的位置象征瑜伽的终极目的，是个体心灵与宇宙本体的结合，即象征着天人合一。

瑜伽中的手印大致分为以下几种：

1. 禅那手印（图 6-2-8）

两手叠成碗状，将拇指尖相连。这是一种比较古典的手印。象征着一个盛满力量的容器。女性右脚和右手在上，男性左脚和左手在上。这样可以平和稳定精神。

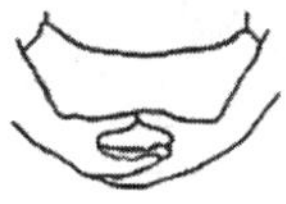
图 6-2-8

2. 智慧手印（图 6-2-9）

手掌向上，大拇指和食指轻贴一起，意味着大宇宙与小宇宙合一，即人与自然合一。另外三只或合拢或张开，但要伸直。

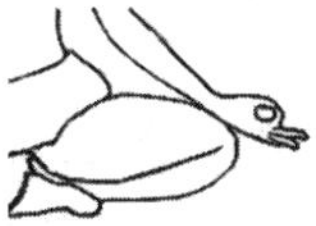
图 6-2-9

3. 秦手印（图 6-2-10）

也称下巴式。手势手掌向下，大拇指和食指指端轻贴一起；作用与智慧手印相同。

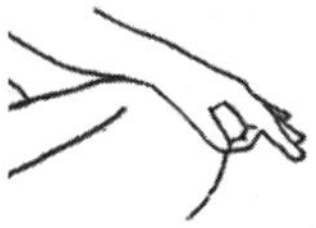
图 6-2-10

4. 开放手印（图 6-2-11）

五指并拢，拇指指端轻贴在食指的指根部。两手掌朝前，放在膝盖上。意味着全身心地接受宇宙中最纯净的气

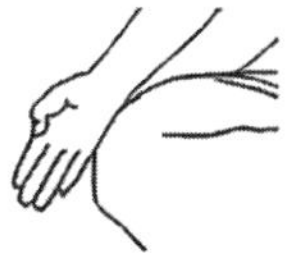
图 6-2-11

息。女性右脚在上，男性左脚在上。

5. 祈祷式手印(图 6-2-12)

双手合十，放在胸前做成冥想的姿势，手掌之间要留一些空间。意味着身体和心灵的结合，大自然与人类的结合。有助于集中精神，活跃和协调左右脑，获得平和的心态。

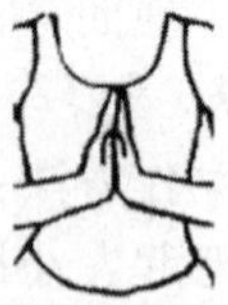

图 6-2-12

6. 接触地式手印(图 6-2-13)

伸出五指，手心向下放在膝盖上，意为借用大地作为智慧生活的见证。

7. 接受式手印(图 6-2-14)

伸出五指，掌心向上放于膝盖上，代表着对于呈现在你面前的任何事物都敞开胸怀。

8. 乌纱手印(图 6-2-15)

双手十指交叉，每天练习 5～15 分钟，可以帮助清晨苏醒，还有助于向上提升能量，调节内分泌系统。

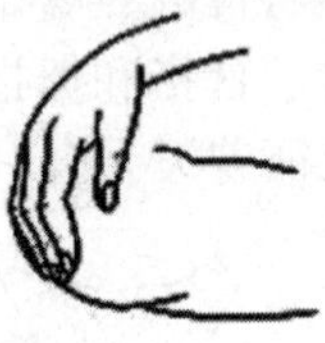

图 6-2-13

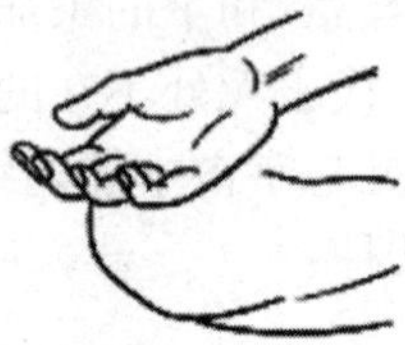

图 6-2-14

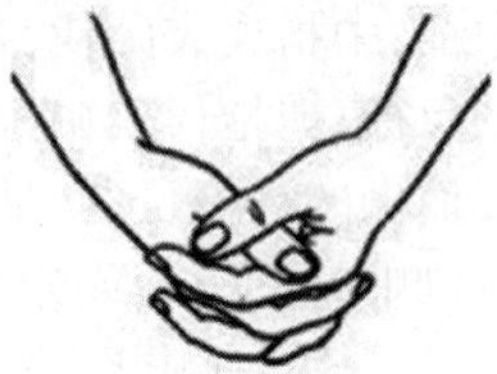

图 6-2-15

二、冥想方法介绍

冥想的方法很多，在此简单介绍以下常用的三种冥想法：

(一)呼吸冥想法

呼吸冥想是最简单的冥想技巧，把注意力集中到感觉和呼吸的节奏上，使呼吸渐渐变得慢而深沉。

1. 练习方法

取一舒适的姿势，通过鼻子来呼吸，把注意力集中在呼气和延长呼气的时间上。只要不停地体会呼吸的感觉，就能把注意力集中在呼吸上，而且完全不会改变呼吸的方式。在每一次呼气时，感觉自己正在释放所有的压力、思绪和情绪，特别是在呼完气，准备再吸气的那一刻。

2. 注意事项

练习过程中，在持续地吸气和呼气时，把注意力集中到鼻子、嘴、肺和腹部的感觉上。不要勉强给呼吸设定一个节奏，只要顺从它的频率和停顿就可以了。

3. 作用

对安定情绪和保持大脑清醒非常有效，能释放由焦虑和疑惑所引起的精神压力。

(二)语音冥想法

1. 练习方法

语音冥想是通过发音如不断重复某些音节、词汇或短语等或者是听觉符号，以唤起内心深沉的情感及潜在的力量。语音冥想是所有瑜伽冥想方式中最安全、最流行、最经得住考验的一种练习方式。语音的类型有很多，可选用一种传统的崇拜语音，重复一个具有某种个人意义的赞颂，或一个能让你感觉愉快的语音都可以作为冥想时的语音使用，而且所有这些语音都有助于你尽快进入冥想状态。在此介绍一种常用的OM语音冥想法：

(1)取舒适的坐姿，放松全身，保持脊柱挺直。调整好呼吸，深吸气。

(2)呼气，以“O”开口，可促使手、上半身放松，再以“M”闭口音，腹部会自然充满力量。

(3)持续、连贯地大声诵唱“O——M——”，使声音的共鸣传遍全身。唱诵时，仔细聆听全身心的感觉。可以唱诵3次后闭上嘴，不发出声音，在心里大声默诵，这一练习，对心灵的震动非常大，并能够使声音更加有力。

(4)练习熟练后，心中会自然而然充满“OM”的声音，不用刻意地默唱或想。

2. 注意事项

在刚开始练习时，要实实在在地把声音发出来，这样能集中注意力。几分钟后，睁开眼，两腿伸直，休息一会儿再继续练习。

3. 作用

使大脑更加镇静，心情更加平和。有助于缓解压力，宣泄愤怒的情绪，消除紧张和焦虑，对头痛、偏头痛、心脏病、高血压有好处；能提高身体的意识，对提高专注力非常有效。

(三)注目凝视冥想法

注目凝视冥想法是观察某一物体后，把印象刻在眉心的一种冥想法。练习时，可以盯住一支蜡烛的火苗，也可使用任何一个物体，如一块石头等。总之，物体越简单越好，这样思绪比较容易集中，注意力不容易分散。

1. 练习方法

(1)把一根点燃的蜡烛放在距眼睛90厘米的前方，放松，脊柱挺直，眼睛稍微向下注视，注视的位置离身体不能太近也不能太远。

(2)练习前先调整呼吸，直至感觉呼吸和心跳变得更慢、更连续时，睁开眼睛,持续地、专注地盯着火苗,心神要集中,让火苗的印象完全吸引住你。想眨眼就眨眼,有眼泪就闭上眼睛。

(3)2 分钟后闭上眼睛,尽可能具体地在心里重现火苗的形象,想象那簇火苗就在你的眉心。在脑海里一直保留这幅画面,努力不让思想游移。

(4)如果火苗形象开始淡化,就睁开眼睛,短暂地再盯一会儿,加深它的印象,然后再次练习。

2. 作用

注目凝视法能清洁思想和身体,能提高视力和专注力。

思考与练习

1. 简述瑜伽冥想的要求。
2. 试述瑜伽冥想的作用。

第七章 瑜伽运动的体位

瑜伽“体位法”的梵文为“Asana”，也有中文将其译为“体式”，其意为在某一个舒适的动作或姿势上维持一段时间。瑜伽运动的体位练习是健康之精髓，在练习时一定要严格遵照体位法的要求循序渐进地进行。

第一节 瑜伽体位法的目的与要求

一、瑜伽体位法的目的

瑜伽体位法是一种静力运动，涵括了拉、伸、弯、扭、叠、折、俯、仰、屈、提、压、倒立等动作，是身体语言的一种表现形式。其藉以一些扭转弯曲伸展的静态动作及动作间的止息时间，刺激腺体、按摩内脏，有松弛神经、伸展肌肉、强化身体、镇静心灵的功效。

二、瑜伽体位法练习要求

(一)正确姿势的要求

无论是站着或坐着，在日常生活中很多人都有含胸驼背、缩脖端肩等不良姿势，这不仅直接影响体态美，久而久之这些不良姿势往往成为身体大小毛病的罪魁祸首，如脊椎侧屈、椎间盘突出、肩周炎等，以及引发各式各样生理和心理问题。

在练习体位瑜伽时，无论做任何一个体位姿势，如不是动作特别要求，在动作的过程中均需保持正确的身体姿势：如挺胸、收腹、垂肩、脊柱挺拔等，若是基本站立姿势，还要求收紧膝盖，两腿并紧，两脚板平均支撑身体重量等。

(二)呼吸配合的要求

(1)瑜伽体位动作的练习与呼吸要非常协调地配合。吸气或提气一般要与提升动作并做；反之，呼气或屏息要与向前或向下的动作相吻合。

(2)做每个体位姿势时，在自己的极限位置坚持 3～5 次完整呼吸让肌肉充分伸展，保证吸气与呼气长度相当。

(3)练习时不要说话或大笑,要专注于呼吸,保持有规律、较深沉的呼吸,这样有助于身体放松。

(三)练习动作的要求

(1)瑜伽体位姿势练习前要进行热身运动。瑜伽体位练习有大量伸展和收缩肌肉的动作,因此,在练习前必须确保肌肉和关节有一定程度的灵活性。同时,热身运动还可以逐渐增加心脏、肺脏的负荷能力并调节呼吸、血液循环、体温及心肺功能,以适应接下来的体位练习。

(2) 进食热量为 880 ~ 1 200 卡路里,饭后 3 小时内不可练习瑜伽,进食流质食物至少 30 分钟后方可练习瑜伽。练习瑜伽后至少间隔 30 分钟才可以进食。

(3)进行体位练习时,切忌过快或勉强伸展或扭曲身体,否则易损伤关节和肌肉。尤其是初学者,在做各种瑜伽体位姿势或其各环节动作时,特别是一些难度较大的动作时,要根据自己的身体基础条件自然地完成动作,不能急于求成或强行牵扯,以免受伤。

(4)练习中,要专注于自己身体所发出的信号,若有任何不适如疼痛或疲倦,此时应立即停下来休息。强迫自己忍受疼痛做某个体式可能会受伤。如果一个姿势中感到疼痛,可能意味着这个姿势不适合你,或你对自己要求过高、重复次数太多所致。试着逐渐适应这个姿势, 减少重复的次数或干脆不要练习这个姿势了。因为瑜伽不是竞技运动,“享受快乐,并尽力而为”是练习瑜伽最好的状态。

(5)练习的体位动作要保持平衡性,有前屈的,必然有后弯的;有左侧的,必然有右侧的。动作的平衡决定了练习的质量,也有利于身体的协调均衡发展。

(6)进行瑜伽体位练习时,要量力而行,尽力而为,而不可逞强好胜,不要刻意追求标准。不要勉强自己做个人能力以外的动作。练习瑜伽最重要的是身、心、灵的协调统一,把握好练瑜伽时身体被充分伸展的舒适感,比做出漂亮的动作更重要。

(7)瑜伽体位练习的每一步骤都要谨慎从事,不可操之过急,练习的过程中逐步增加力度和难度。完成每一个体位姿势时都必须静止不动,保持这个姿势调整呼吸,充分放松。

(8)做平衡体位练习时,眼睛要放松,目光要集中于一个点(可以在你面前 3 ~ 4 脚的地板上找一个点),保持平衡姿势并均匀缓慢地呼吸。

(四)特殊人群练习瑜伽体位的注意事项

(1)经期女性:女性在经期是否可以练习瑜伽体位,这要取决于个人的身体情况和习惯。因为有些女性在经期的反应很大, 或是不习惯做过多身体上的运动,那就不应练习瑜伽体位;如果在经期没有任何问题,做体位练习是可以的,但仍要适度,腹部的练习、倒立及长时间的控制等体位姿势都要尽量避免。

(2)孕期女性要在医生与专业人员指导下进行瑜伽体位练习。

(3)高血压、低血压、哮喘及眩晕病患者,头部受过伤害者,眼睛视网膜易脱落者,不要做倒立体位瑜伽练习,以免头部充血而发生危险。

(4)手术后半年内慎做瑜伽体位姿势练习。

(5)严重脊椎病患者应在医生或专业人士指导下练习瑜伽体位动作。

第二节　瑜伽体位练习

一、瑜伽基本体位练习

(一)站姿体位

1. 山式站立(图 7-2-1)

动作方法:

(1)两脚并拢站好,大拇指及脚腕内侧紧贴,其余四趾平放于地面即可。

(2)紧绷两膝,收紧大腿肌肉。

(3)立腰收腹挺胸沉肩,伸直脊柱,下颌微收,面向正前方,手臂伸直置于体侧,手心贴在大腿的外侧。

(4)不要将全身重量放于脚趾或脚跟,要平均地分配于整个脚底。

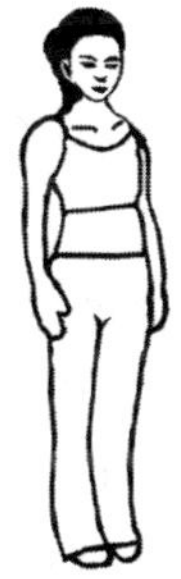

图 7-2-1

健身作用:

(1)站立时应该将身体重量放于整个脚底,才能使脊柱获得更好的支撑,延缓脊椎和脚部的老化。

(2)保持正确的站姿,能使身体更加轻盈,思维更加敏捷,形体更加健美。

(3)山式站立是很多瑜伽站姿动作的起始动作,能在进入下一个姿势以前找到身体的平衡,让体重均匀地分布到身体的两侧,对动作和呼吸的顺畅也会有很大的帮助。

注意事项:

(1)若有脊椎弯曲者,可靠墙练习。

(2)脊椎侧曲者,可靠在墙角来调整姿势练习。

(3)不要在保持姿势时屏住呼吸。

(4)山式站立式是充满朝气和平衡的,而不是刚硬和紧张的,同时双脚能清楚地感觉到地面。

2. 擎天式

擎天式 1(图 7-2-2)

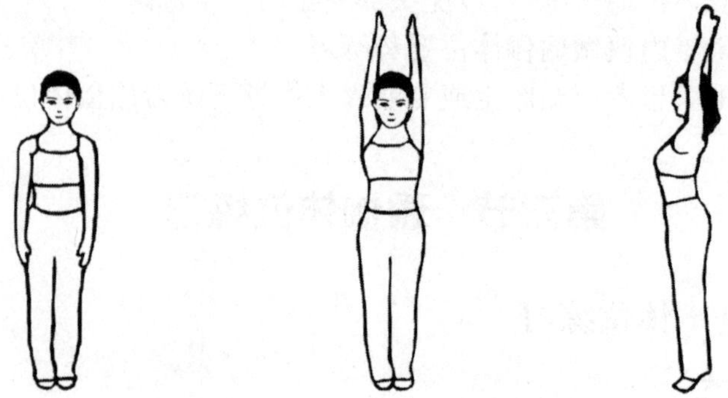

(1) (2) (3)

图 7-2-2

(1)站立,保持脊柱挺直,双手放在身体两侧,两腿绷直,脚跟并拢。

(2)双手高举过头,掌心相对,双臂夹紧耳根,横膈膜上提,体会肋骨肌肉得到拉伸的感觉。

(3)用两脚脚尖站立,吸气,把整个身子向上方伸展,感觉到脊柱的延伸。呼气,还原。

擎天式 2(图 7-2-3)

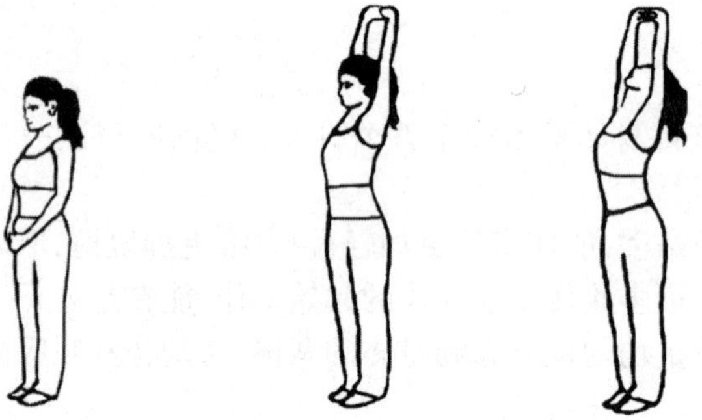

(1) (2) (3)

图 7-2-3

(1)站立,抬头挺胸,双手放在小腹前,十指交叉,手心向上,两脚绷直,双脚并拢。

(2)吸气,双手上举,十指保持相交不要松开,手心向上,尽量向上伸展手臂。

(3)呼气,抬头,舒展颈部,眼睛注视手背,尽量向上伸展。

擎天式 3(图 7-2-4)

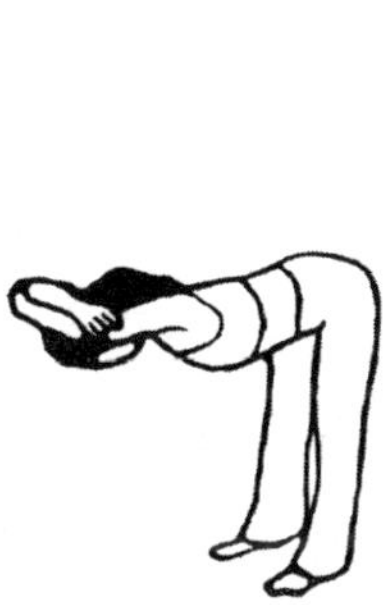

(1)　　(2)

图 7-2-4

动作方法:

(1)挺胸收腹站立,两脚微打开。双臂伸直高举过头,双手抓住对侧手肘,目视正前方。

(2)呼气,上身从腰部向前弯曲,直到与地面平行为止。吸气,保持上身躯干伸直,把整个身体向上方抬起。保持几秒钟,再弯曲,重复若干次。

健身作用:

(1)擎天式有助于促进脊柱的健康发育和成长。

(2)久坐一族因为缺乏运动,常会导致脊髓神经在脊柱分支点上发生充血,这个姿势有助于行血散瘀,消除久坐疲劳。

(3)强壮腹直肌,拉伸腹部肌肉,促进肠胃蠕动,有助于消化和排泄。

注意事项:

(1)这 3 种擎天式交替练习,效果更佳。

(2)在练习的过程中,要将身体的重量平均分配到双腿上,踮脚时注意保持平衡。

3. 幻椅式(图 7-2-5)

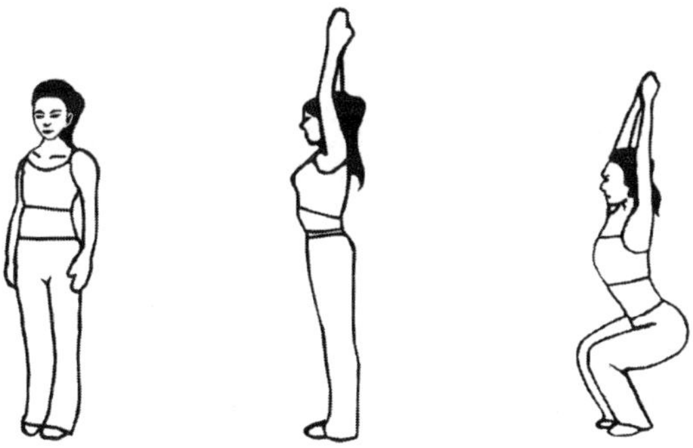

(1)　　(2)　　(3)

图 7-2-5

动作方法:

(1)基本站立姿势,脚后跟并拢。

(2)吸气,两臂伸直高举过头,双掌合十,尽量往上伸展脊柱。

(3)呼气,屈膝,臀部下降,就像坐在椅子上,膝盖不要超过脚趾,胸部尽量充分扩展。

健身作用:

(1)加强腿部力量,强壮脚踝,修正腿形,改善扁平足。

(2)增强背部肌肉,充分扩展胸部,矫正脊柱不良姿势。

注意事项:

(1)下蹲时,膝关节不要过度前屈。

(2)不要在保持姿势时屏住呼吸。

4. 风吹树式(图 7-2-6)

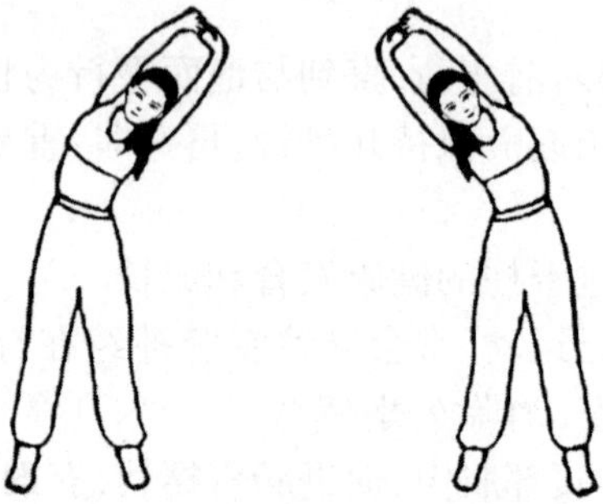

(1)　　(2)

图 7-2-6

动作方法:

(1)按基本站姿站立,然后两腿分立与肩同宽。吸气,两手经侧慢慢举到头顶上方,十指相交,转动手腕,掌心向上,伸直肘部。呼气,以腰部为支点,将上身躯干朝左倾斜,体会右侧腰部的伸展。

(2)吸气,回到中间。呼气,将上身躯干朝右倾斜,体会左侧腰部的伸展。吸气,回到中间。

健身作用:

(1)增强身体的平衡感,扩展胸部,减少腰两侧多余脂肪,加强腰两侧肌群的力量。

(2)身体平时是向前或向后弯曲,这个姿势则向左,向右,增强了脊柱的弹性。

注意事项:

身体侧屈时,只是腰以上部位侧弯,保持下半身不动,并保持呼吸畅通。

5. 铲斗式(图 7-2-7)

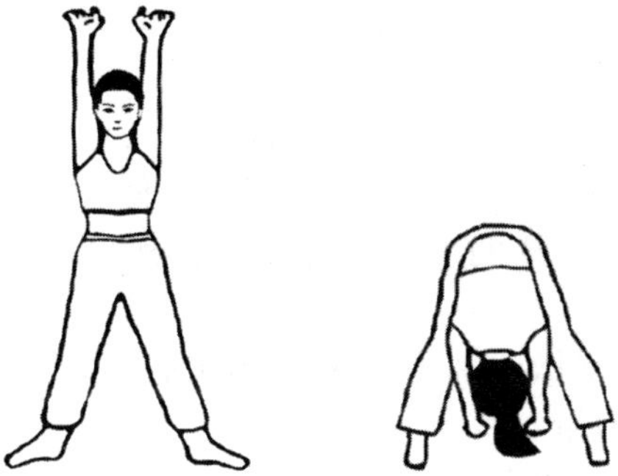

(1)(2)(4) (3)

图 7-2-7

动作方法：

(1)基本站立姿势站立,两脚分开。

(2)两臂上举,手腕放松,手指自然下垂。

(3)深吸一口气,将脊柱和手臂伸直,然后呼气,以腰为轴,上体快速垂下,两手臂在两腿间自然摆动。

(4)吸气,以腰为轴,从下背到中背、上背、颈椎、头,逐渐抬高上体至站立。

健身作用：

(1)此姿势将内脏倒置,放松所有内脏器官。

(2)脊柱神经受到滋养,安神、补气。

(3)消除紧张的神经,清醒头脑。

注意事项：

高血压和低血压病人、眩晕患者及经期女性不宜做此练习。

6. 三步蹲功(图 7-2-8)

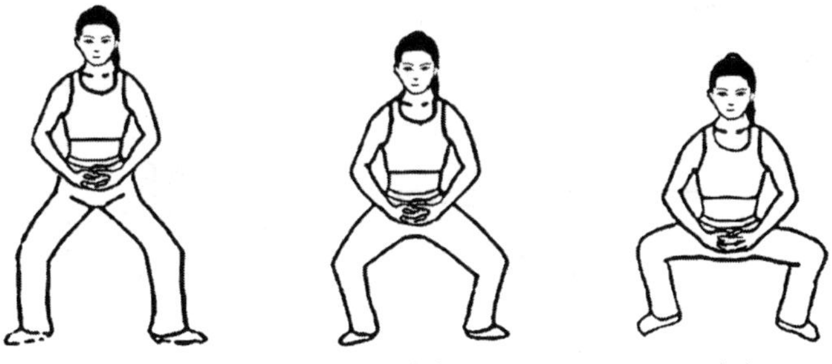

(1) (2) (3)

图 7-2-8

动作方法：

(1)按基本站姿站立，分开两脚，比肩略宽。吸气，两手相交于腹前，手心朝上。呼气，将身体放低，使大腿与地面成约60° 角。

(2)吸气，抬高身体还原到中间。呼气，将身体放低，使大腿与地面成约30° 角。

(3)吸气，抬高身体还原。呼气，将身体放低，使大腿与地面平行。

(4)吸气，抬高身体，放松两手，两腿，放松全身。

健身作用：

(1)锻炼骨盆，孕妇常做此练习可使分娩的过程顺利完成。

(2)强壮两腿肌肉力量。

(3)紧收臀大肌，臀部重心上移。

(4)延伸并稳固脊柱，加强身体和平衡感。

注意事项：

(1)保持好上体基本姿态。

(2)膝关节不要过度前屈，膝盖不要超过脚尖，以免膝关节负荷过重。

7. 基本三角式(图 7-2-9)

动作方法：

(1)按基本站姿站立，两脚分开距离同两手臂平举时两掌根间距离相当，伸直膝盖。

(2)吸气，两手缓缓侧平举，肘部伸直，将两手延伸至最远。

(3)伸直脊柱、颈椎，上身躯干保持挺拔状态。

健身作用：

(1)纠正腿部不直和青少年轻度畸形。

(2)伸直整个脊柱，扩展胸部，培养良好体态。

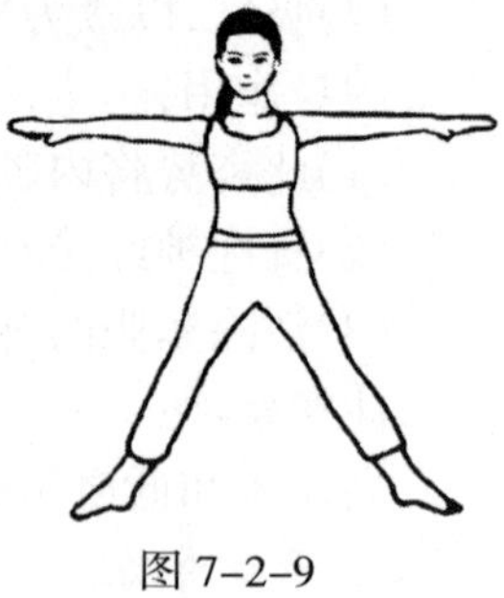

图 7-2-9

注意事项：

侧平举时注意手指向两侧的用力延伸，以及脊柱向上用力延伸。

8. 三角侧展式(图 7-2-10)

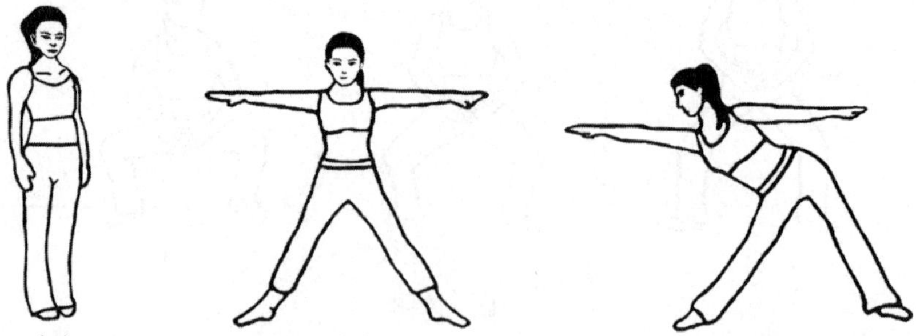

(1) (2) (3)

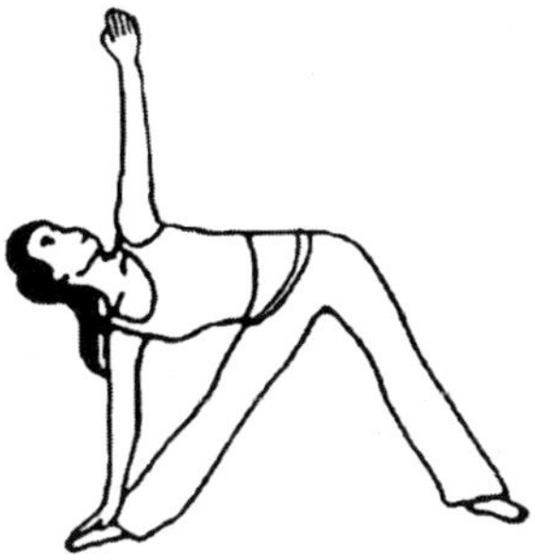

（4）

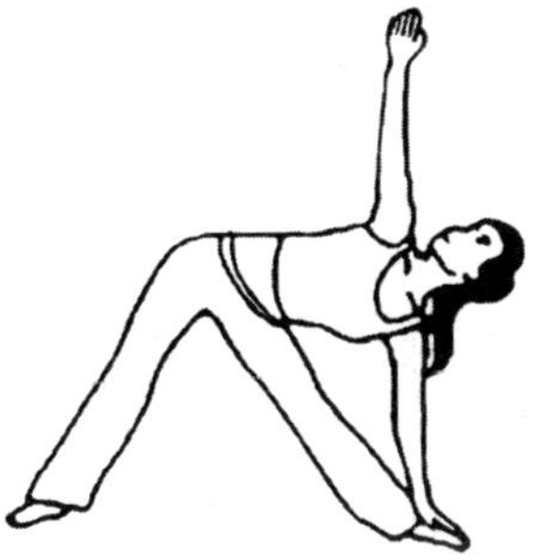

（5）

图 7-2-10

动作方法：

(1)预备姿式同基本三角式。

(2)吸气，将双手经侧伸展至与肩同高，掌心向下。

(3)呼气，转头看右手，将右膝与右脚往外侧转动约 90°，左膝与左脚朝右脚方向转动约 15°。吸气，将身体略微右倾。

(4)呼气，将身体向右下方降低，右手轻放在右小腿上，左手在身体上方朝天空伸展，柔软度好的可以将右手放在右脚背上或地板上。

(5)吸气，将头扭转，看着上方的左手大拇指，停留 5~8 个呼吸。然后吸气，将头转正看前方，用腹部的力量慢慢将身体拉回。调整一下呼吸后，换反向练习。

健身作用：

(1)伸展脊椎，使之变得更柔软。

(2)舒缓背痛及颈痛。

(3)伸展双腿，令肌肉更强壮，塑造漂亮线条。

(4)消除腰间赘肉，美化腰部和臀部线条。

(5)还可按摩脾脏与肝脏，改善消化系统。

注意事项：

(1)在整个过程中，让胯部面向正前方，把大腿根部向前转，帮助你保持胯部的位置。

(2)身体两侧的运动幅度要相同。

(3)头部、颈部与脊椎保持一条直线。

(4)若颈部有伤或患有高血压，在完成姿势时头部可保持在正前方，或眼视地面。

(5)患有腹泻、低血压者，暂时不要做此式。

9. 战士第一式(图 7-2-11)

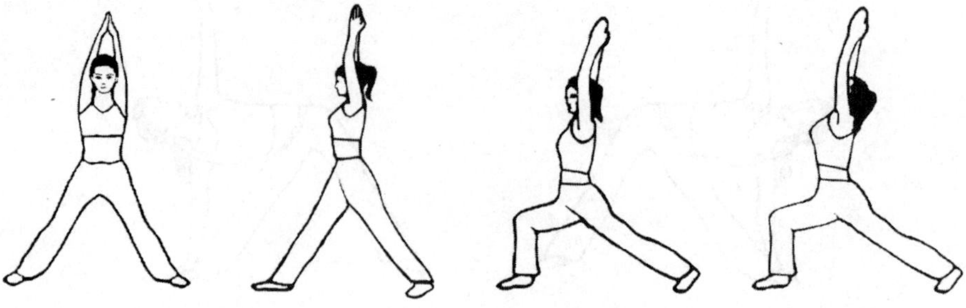

(1) (2) (3) (4)

图 7-2-11

动作方法:

(1)吸气,站立,双掌合十高举过头、耳后夹紧,并尽力伸展;两腿尽量分开。

(2)呼气,将右脚与上部躯体向右方旋转 90°;左脚向右大约转动 30°。

(3)身体重心下压,屈右膝直到大腿与地面平行,小腿垂直于地板和大腿,左腿保持挺直。

(4)头向后仰,两眼注视合十的双掌,尽量伸展脊柱。正常呼吸,保持该动作 20～30 秒,恢复到第一步。

健身作用:

(1)充分伸展胸部、背部和腹部肌肉,舒缓背痛、腰痛和坐骨神经痛。

(2)令双腿肌肉更强壮,保护双膝。

(3)增强平衡感和注意力。

注意事项:

(1)如有心脏病或高血压,请先向医生征询意见。

(2)停留在第 4 步上的动作时间不宜过长,20～30 秒为宜。

10. 战士第二式(图 7-2-12)

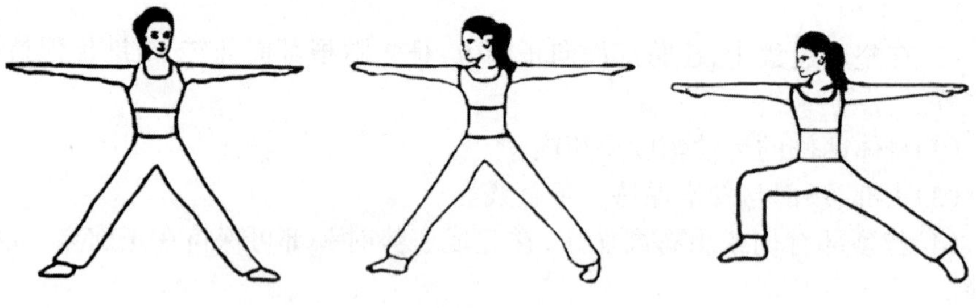

(1) (2) (3)

图 7-2-12

动作方法：

(1)深呼吸，双脚张开至肩宽的 2 倍左右，脚掌平放在地上，脚趾朝前方，双臂在身体两侧自然下落。吸气，双臂平举，由手臂到手指用力的向左右方向伸展，与地面平行，做“大”字形状。

(2)右脚向右转 90°，左脚则同时向右转 15°～30°，右脚跟正对着左脚弓位置。眼睛看右手方向。

(3)呼气，屈膝，上身下压直至右大腿与地面平行。保持该动作 30 秒，然后再换方向练习。

健身作用：

(1)此姿势能强化下肢，使大小腿肌肉变柔韧、强壮，并消除这个区域可能已经形成的痉挛(抽筋)毛病。

(2)舒缓下背痛。

(3)收紧腹部，按摩腹内器官。

(4)使胸部得到伸展，更易于进行深呼吸。

注意事项：

(1)如果头部有伤患，头部可一直保持目视正前方。

(2)膝盖或心脏虚弱者可以适当地减小弯曲程度。

(3)不要把双腿分得太开。

(4)膝盖弯曲幅度不能过大，以免增加大腿外侧肌肉负担。

11. 侧身伸展式(图 7-2-13)

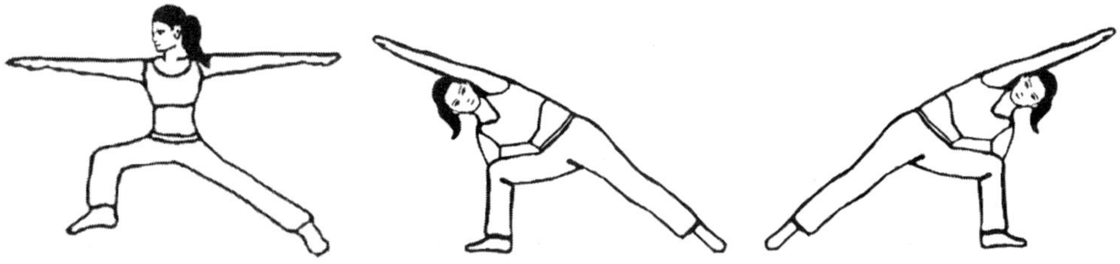

(1)(3)　　(2)　　(4)

图 7-2-13

动作方法：

(1)按基本三角式站立，屈右膝，两手侧平举，做成战士第二式。

(2)呼气，以腰为轴，上体右转，右手尽量触及右脚外侧的地面，左手指向天空，再继续指向右前方，保持自然呼吸。体会从左脚外侧沿左腰、腋窝、手臂到指尖伸展的感觉。

(3)吸气，右手离开地面，上体缓缓回到中间。

(4)换方向,左侧做同样的练习。

健身作用:

(1)加强两腿的力量。

(2)消除腰、腹部多余脂肪。

(3)柔韧脊柱,加强脊柱的弹性。

(4)锻炼身体的平衡感。

注意事项:

膝盖弯曲幅度不能过大,以免加重膝关节负荷。

12. 鸭行式(图 7-2-14)

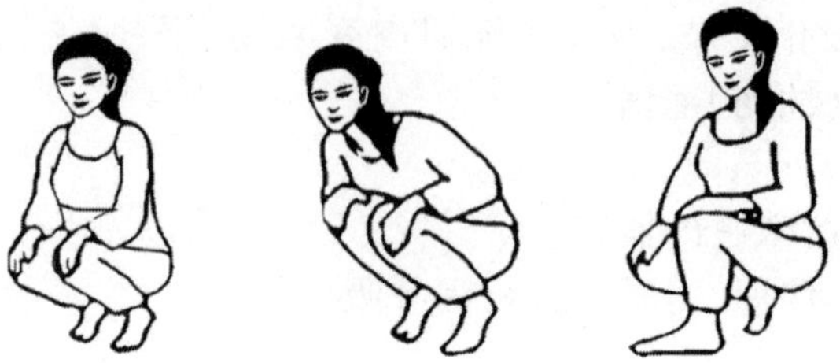

(1) (2) (3)

图 7-2-14

动作方法

(1)蹲下,双脚着地,手放在两膝上。

(2)保持蹲下的姿势,脚趾着地,脚跟踮起,向前步行。

(3)脚跟放在地面上,全脚掌着地步行,每行一步就让膝盖触碰地面一次。双脚交替进行。

健身作用:

(1)有助于消化,治疗便秘。治疗便秘时,喝约 500 毫升的水,做 2 分钟鸭行式。然后再饮 500 毫升水,再做 2 分钟鸭行式,重复练习 4 ~ 5 次,效果较为显著。

(2)改善下肢血液循环,灵活踝关节,强化腿部肌肉力量。

注意事项:

(1)此动作可以长时间多次练习,但注意不要让自己过于劳累。

(2)膝关节疼痛者慎做此式。

13. 拜日式(图 7-2-15)

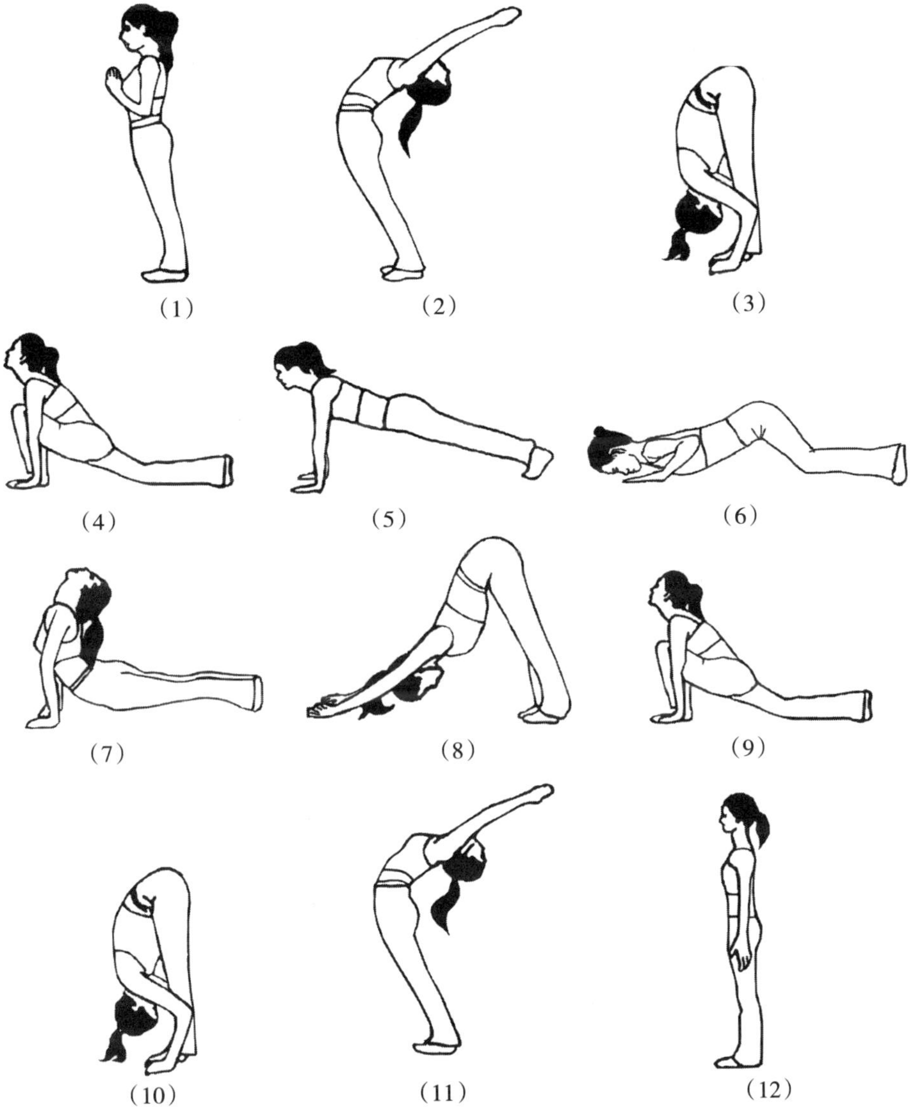

图 7-2-15

动作方法:

(1)基本站立姿站立,双手合十置于胸前,虔诚地向太阳予以膜拜。

(2)吸气,两手慢慢上举,手臂伸直紧贴耳朵两旁,举至头顶后,以腰部为支点,上体后仰,膝盖伸直。

(3)呼气,以腰部为支点上身前屈,逐渐上半身由腹部开始尽量贴近大腿前侧,双掌撑地,尽量放于两脚外侧。

(4)吸气,双手不动,屈左膝,右腿向后伸,右膝着地,头尽量向上抬起,伸展脊柱。

(5)屏气,左脚伸向后方,与右腿并拢,双脚脚尖撑地,此时身体应成一条直线,腹部、腿部尽量保持平衡。

(6)呼气,将腿、腹部放于地面,放低身体,屈肘。

(7)吸气,抬头,身体往前上方挺起,放低髋部,脚背,大腿着地,双腿并拢,肩部下压,让头颈部及肩膀放松。

(8)呼气,脚趾往内收,手脚不动,慢慢把臀部往上提到最高点,脚跟尽量着地,并保持膝盖伸直;头向下垂,置于两臂中间,成为"倒 V"姿势。

(9)吸气,右脚向前跨出,放在双手内侧,手指及脚趾呈一直线;左膝着地,头抬高。

(10)呼气,恢复到第 3 个动作。

(11)吸气,两手慢慢上举,上身躯干慢慢抬起,略向后倾斜。

(12)呼气,双手合十,收于胸前,回到起始姿势。

健身作用:

(1)拜日式被称为皇后式,它拥有脊柱延伸功、展臂功、上犬式、下犬式等姿势的所有益处,使人健康向上,充满活力,改善整个身体的柔韧度及力量。

(2)每天早晨对着太阳做,能使一天精神饱满,还能排出体内的各种毒素,使人面色红润。

(3)拜日式也可作为热身练习。

注意事项:

(1)患有心血管疾病者,请勿做"拜日式"。

(2)练习此套动作,在身体处于疲劳状态,或由于练习此姿势而产生较严重的疲劳,均不适宜。

(二)坐姿体位

1. 坐立山式(图 7-2-16)

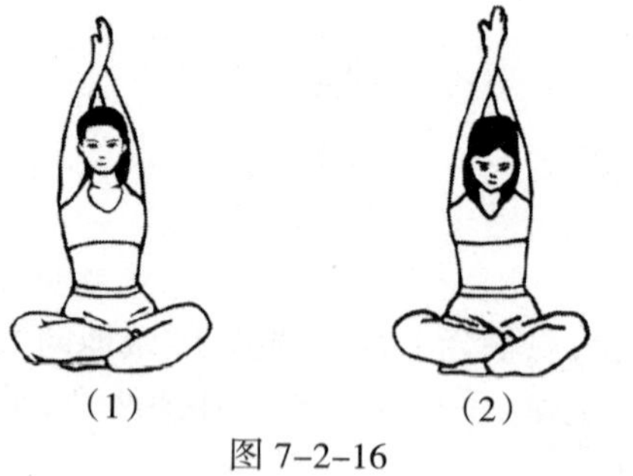

(1)　　(2)

图 7-2-16

动作方法：

(1)取基本坐姿或简易坐。

(2)吸气，两手经侧举起于头顶上方合十，保持手臂伸直，尽量向上延伸，背部也要伸直。

(3)呼气，两手经体侧慢慢还原。

健身作用：

此式可以有效扩张和发展胸部，强壮腹部器官，并可消除双肩僵硬，还有助于神经安宁。

注意事项：

患有坐骨神经痛或骶骨感染的人不宜作此动作。

2. 颈部转动功(图 7-2-17)

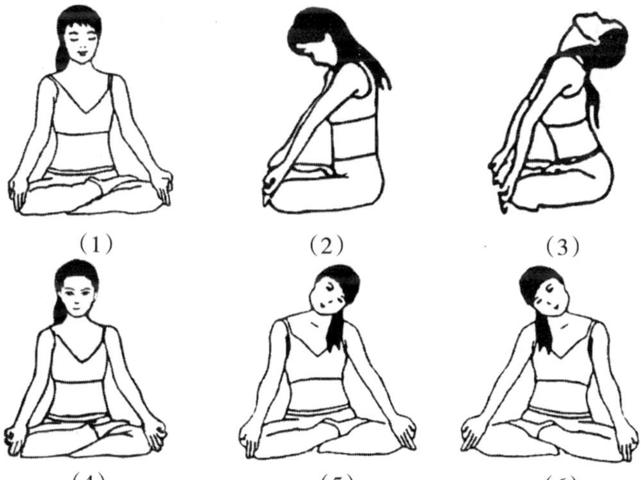

(1)　(2)　(3)

(4)　(5)　(6)

图 7-2-17

动作方法：

(1)基本坐姿，两手放于两膝上。吸气，伸直脊柱，眼看前方。

(2)呼气，慢慢低头，伸展颈部后侧肌肉，眼看胸部。吸气，头转回中间。

(3)呼气，慢慢抬头，伸展颈部前侧肌肉，眼看正上方。

(4)吸气，头转回中间。

(5)呼气，头向右侧屈，伸展左侧颈部肌肉。吸气，头转回中间。

(6)呼气，头向左侧屈，伸展右侧颈部肌肉，吸气，头转回中间。重复一次。然后自然呼吸，顺时针方向转动颈部 5～6 次，再逆时针方向转动颈部 5～6 次，回到中间。

健身作用：

(1)对颈椎的一些病症及颈椎间盘突出有预防和保健的作用。

(2)舒缓神经紧张，预防头痛和偏头痛。

(3)由于颈部的不断拉伸，颈部肌肉变得更有弹性，延缓衰老，也可预防和缓解落枕。

(4)有助于神经安宁。

(5)可消除双肩僵硬、强直和风湿痛。

注意事项：

动作应配合呼吸缓慢进行，不可骤然用力，特别是颈椎有疾病者，动作幅度应由小到大，循序渐进。

3. 圣哲玛里琪第一式(图 7-2-18)

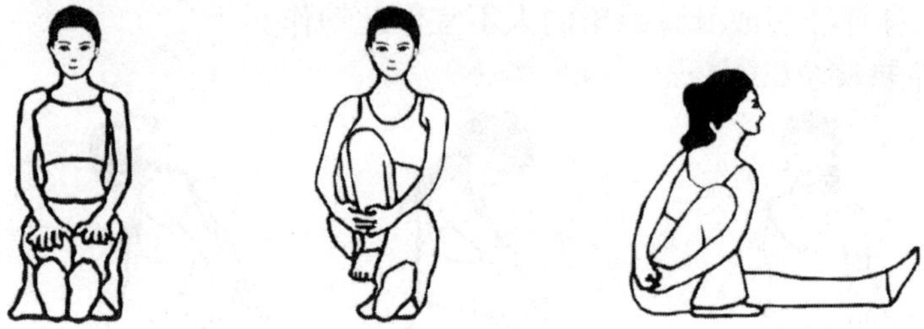

(1)　(2)　(3)

图 7-2-18

动作方法：

(1)正坐，双腿平行并拢向前伸展，双手自然落在大腿上，上身挺直。

(2)屈右膝，双手交叠抱住右小腿，把右腿向胸前拉近，脚跟靠近会阴处，小腿垂直于地面，脚掌贴地。

(3)伸展右臂，手肘从右膝前方绕到后方，让腋下挨近小腿胫骨。在右大腿外侧抓住左手手指或手腕。整个过程中，保持左腿贴地，腰背平直。自然呼吸，这个姿势持续 15 秒，然后换身体另一侧练习。

健身作用：

(1)伸展背部，减轻腰痛。

(2)伸展肩部，改善肩周炎。

(3)能促进骨盆区域的血液循环。

(4)放松髋部，有助于减轻坐骨神经痛。

(5)调整月经，使之规律化，并有刺激卵巢、加强卵巢功能的疗效。

注意事项：

(1)在整个练习过程中，左腿需贴紧地面且保持伸直。

(2)肩部有伤患者应避免做此式。

4. 束角式(图 7-2-19)

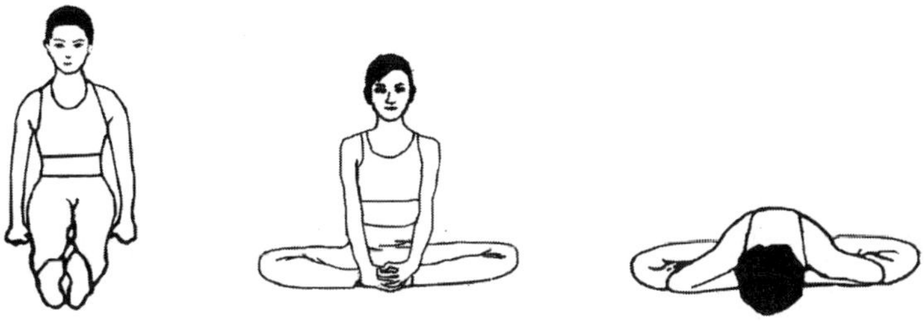

(1)　(2)　(3)

图 7-2-19

动作方法：

(1)坐立，两腿向前伸直，双臂自然地放在身体两侧，腰背挺直，目视前方。

(2)分别向外侧尽量大的打开，两脚掌心相抵，双手握住两脚脚趾，尽可能把它们拉近会阴部，伸直脊柱，两膝和小腿的外侧都应该紧贴地面。

(3)呼气，把两肘按落在两腿上，向前弯身直到头部落在地板上。正常呼吸，保持这个姿势 30~60 秒。然后吸气，回复到挺身坐立的姿势。放开双脚，伸直两腿，调息。

健身作用：

(1)此姿势有助于增加胯部关节的灵活性。

(2)减少经前紧张综合症的发生。

(3)调理生殖系统和膀胱。

(4)增强下背部、腹部和骨盆的血液循环。

注意事项：

(1)如果身体柔软度足够，向前弯身伸展脊椎时，可使额头碰触地面。如果不能做，也不要勉强练习，量力而行即可。

(2)高血压和心脏病患者，脊柱前倾到与地面成 45°的位置即可。

5. 单腿背部伸展式(图 7-2-20)

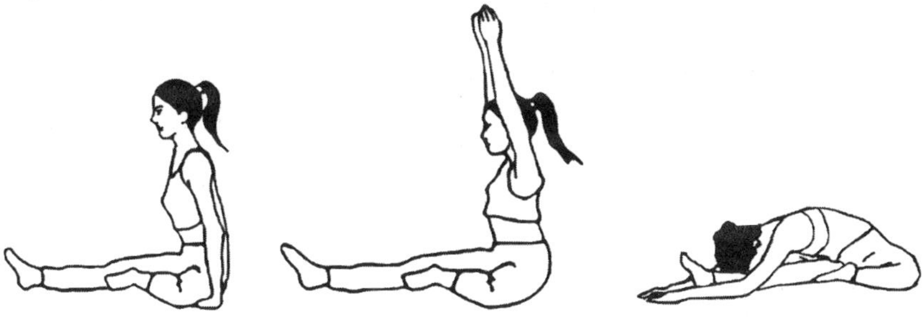

(1)　(2)　(3)

图 7-2-20

动作方法

(1)坐下,双腿伸直,双手放于身后。屈右膝,左脚跟贴近会阴部,脚心贴在右大腿内侧。

(2)吸气,双臂上举过头,掌心向前,身体略后仰。

(3)呼气,从下背部开始,慢慢降低身体重心,两肘向外稍用力,帮助上体下压。放松颈部,头自然下垂,闭眼,注意力集中于眉心,最终使头触小腿。保持10~30秒,正常呼吸。换身体另一侧重复同样的动作。

健身作用:

此姿势不但能通过肌肉的拉伸改变腿部线条,还能放松两膝,伸展两臂、腰背部和两腿的肌肉。

注意事项:

(1)如果不能把头贴到小腿上,也可以用两手撑住伸直腿的膝关节或用手抓住伸直腿的脚将注意力放在背部和腿部的放松上,不要勉强拉伸背部,适可而止。

(2)动作应缓慢,弯曲腿的膝关节应触地。

(3)身体前倾时脊椎要保持伸直。

6. 坐角式(图 7-2-21)

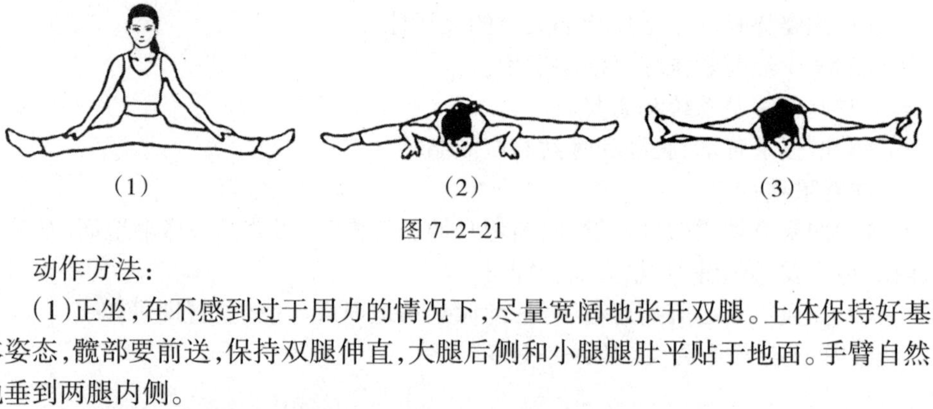

(1) (2) (3)

图 7-2-21

动作方法:

(1)正坐,在不感到过于用力的情况下,尽量宽阔地张开双腿。上体保持好基本姿态,髋部要前送,保持双腿伸直,大腿后侧和小腿腿肚平贴于地面。手臂自然地垂到两腿内侧。

(2)呼气,尽量伸直脊柱慢慢前俯上体直至下巴放在地板上。

(3)用两手大拇指和食指分别抓住两个大脚趾,两眼向上看,一边做深呼吸,一边保持这个姿势 5~15 秒。

健身作用:

(1)促进盆骨区域的血液循环,增强腹部内脏器官功能,有助于预防疝气发作,甚至还能帮助治愈不太严重的疝气症状。

(2)增强大腿内侧肌肉的柔韧性及胯部的灵活性。

(3)使背部肌肉得到很好的伸展,强壮背部肌肉。

(4)能纠正盆骨歪曲问题。

(5)有效按摩胯部,滋养生殖器官。

(6)增加由腰至脚部的线条美。

注意事项:

(1)双腿分开的程度要以不感到疼痛为宜,向前俯身的动作不宜过猛,且向前俯身的幅度量力而行至自己的极限位置即可,不必一定要下颌着地。

(2)高血压和心脏病患者练习此式时,身体前倾时保持脊椎与双腿呈 45°角或身体前倾时用手或肘支撑地面,使头部保持在心脏以上较为适宜。

(3)脚跟尽量蹬直,否则会令膝盖内侧疼痛。

7. 屈膝扭转式(图 7-2-22)

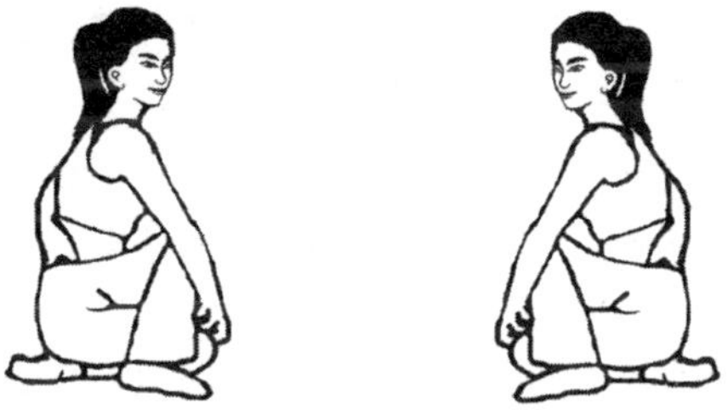

(1)　　(2)

图 7-2-22

动作方法:

(1)坐立,屈左膝,左脚放于右臀下,左脚心放于右小腿旁,右手心放于左膝上,左手放于右腰处上体左转,眼望左后方,自然呼吸 30～60 秒。

(2)吸气,慢慢转回上体及头部,呼气,放松两脚。换右侧做同样练习。

健身作用:

(1)此姿势不但能强化背部肌肉,改善肩膀及腰背痛,还可以更好地对脊柱进行刺激,增进脊柱弹性。

(2)帮助减轻背部疼痛,使脊椎排列更整齐。

(3)对腹部器官进行有效按摩,改善消化系统。

(4)消除腰部赘肉,改善身体线条。

注意事项:

(1)练习时腰背要尽量挺直,肩膀与地面平行。

(2)坐立时,体重均匀地分布在臀部两侧。

(3)颈椎、腰椎不好的人慎做。

8. 侧鸽式(图 7-2-23)

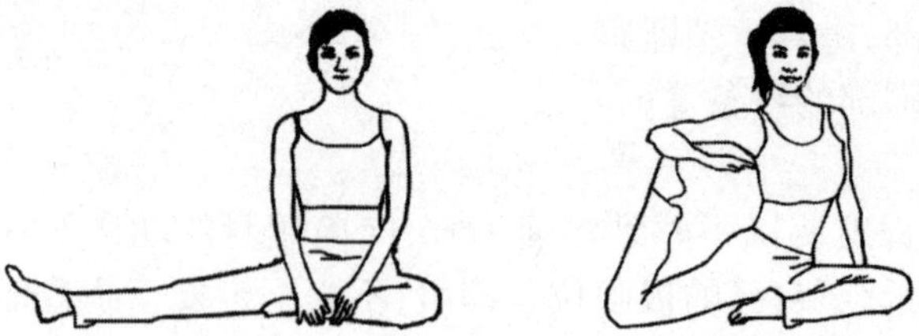

(1)　　(2)

图 7-2-23

动作方法:

(1)坐位,右腿向侧伸直,左腿向内侧弯曲,脚跟尽量靠向身体。

(2)身体向左转动,使右大腿前侧贴地,弯曲右膝,右手抓住右脚,把右脚的脚尖放在右手手肘的内侧,吸气。

(3)双手手指在胸前相扣。伸展腰与背,边呼气边把左手肘向后拉,如鸽子般挺胸,保持该动作 30~60 秒。换另一侧身体做同样练习。

健身作用:

可矫正骨盆歪斜,能预防、改善各种妇科疾病,也能美化胸部线条。

注意事项:

脊柱保持挺拔。

9. 前伸展式(图 7-2-24)

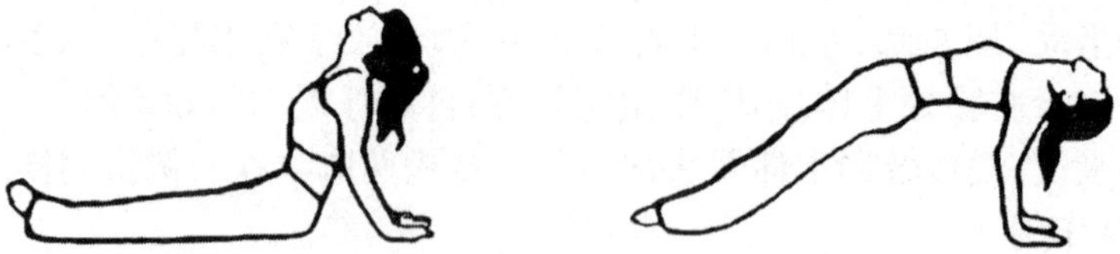

(1)　　(2)

图 7-2-24

动作方法:

(1)坐在地上,两腿伸直,双臂在身后撑地,指尖向后。头尽量向后仰。

(2)吸气,臀部尽量抬高,用双臂及双脚支撑全身重量。保持 30~60 秒,自然呼吸,然后臀部放回地上,充分放松。

健身作用:

(1)增加臀部、腰背肌的力量,增加脊柱弹性,缓解或治疗坐骨神经痛。

(2)加强手臂、手腕、脚踝的力量。

(3)增进身体平衡感及肌肉协调性。

注意事项:

要保持动作的缓慢而稳定,避免因失去平衡而受伤。

(三)跪姿体位

1. 金刚坐(图 7-2-25)

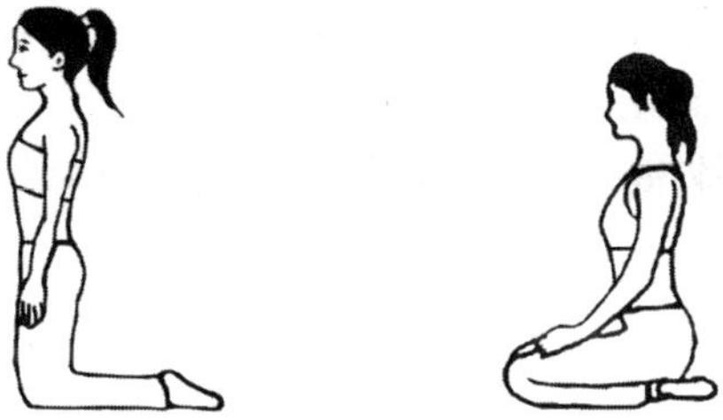

(1) (2)

图 7-2-25

动作方法:

(1)跪在地面上,上身挺直,双腿并拢,脚背着地,手掌贴在身体两侧。

(2)保持上身挺直,臀部落坐在双脚脚跟上,掌心贴在大腿上。在整个过程中,要把注意力集中在呼吸上。

健身作用:

(1)此姿势可促进消化,改善消化不良。

(2)有助于心神宁静,心神恍惚、烦躁的人适合练习。

注意事项:

(1)一定要自然平稳地呼吸,并要把注意力集中在呼吸上。

(2)脊椎要保持伸直、挺拔。

2. 英雄坐(图 7-2-26)

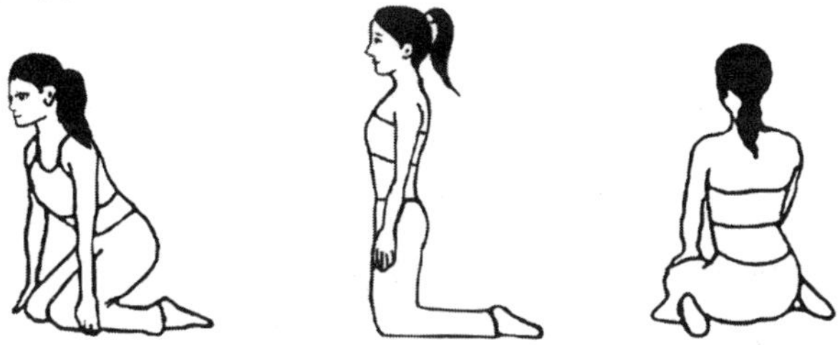

(1) (2) (3)

图 7-2-26

动作方法:

(1)跪在地上,双膝合拢,大腿与小腿垂直,脚心向上,脚背紧贴地面。挺胸,垂肩,双臂自然下垂。

(2)打开两腿,距离略宽于骨盆,双手指尖按在双膝外侧,然后慢慢坐下。

(3)臀部落坐在两腿间的地面上。做的时候能感觉到小腿内侧紧靠大腿外侧。膝盖尽量保持并拢,腰背及颈部挺直,双手放松,放在膝盖上。

健身作用:

(1)可以改善腿部及胸、腹部的血液循环,帮助消除大腿疲劳。

(2)如果配合呼吸练习,还会使心情变得平和。

(3)本式还有助于治疗膝部因痛风和风湿症引起的疼痛。

注意事项:

膝盖有伤者慎做此式。

3. 牛面式(图 7-2-27)

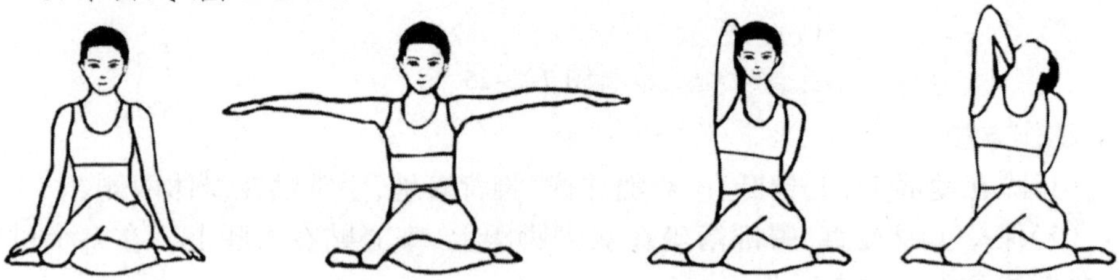

(1) (2) (3) (4)

图 7-2-27

动作方法:

(1)坐立,双腿向前伸直,弯曲右膝,把脚跟拉到臀部的左侧;左腿同样弯曲,使左膝重叠在右膝上,对准身体正中线,双手分别放在同侧的脚掌上。

(2)双臂侧平举,与地面平行,腰背挺直,腿部姿势保持不变。

(3)右肘弯曲,竖起,尽量与地面垂直,右小臂伸向背后,手背朝外。左手肘弯曲,绕过下背部,左小臂紧贴背部,手心向外,指尖指向头部,左右手相互交握。头、颈挺直,目视前方。保持该动作 5 ~ 20 秒,并正常呼吸。

(4)呼气,头尽量后仰,保持 5 次呼吸,然后放开两手,伸直两腿。换身体另一侧做同样的练习。

健身作用:

(1)消除颈肩僵硬、疼痛,矫正驼背双肩下垂,消除紧张。

(2)燃烧手臂、后背多余脂肪。

(3)上提胸部,使胸部曲线更加完美。

(4)增加骨盆、膝关节弹性。

(5)放松和强壮腿部肌肉,可治疗腿部痉挛。

注意事项:

(1)双脚要尽量靠近臀部,背部保持平直。

(2)练习时,注意力应放在双腿的挤压感和胸部的扩张感上。

4. 猫式(图 7-2-28)

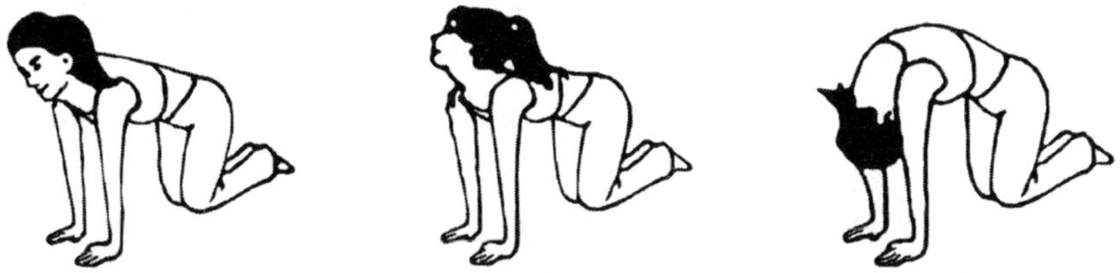

(1)　　(2)　　(3)

图 7-2-28

动作方法:

(1)跪姿,双腿并拢,小腿及脚背紧贴在地上,脚掌向上。俯身向前四肢撑地,脊柱伸直,做爬行动作。手指向前,目视前方。

(2)吸气,头向上抬起,慢慢地将骨盆翘高,肚脐部位向下沉,背部下凹,胸部扩张,肩胛骨向背部挤压。

(3)呼气,慢慢把背部向上拱起,收缩肚脐部位,带动头向下方垂,眼睛注视大腿位置,直到感到脊柱有伸展的感觉。

健身作用:

(1)此姿势是一种温和有效的热身方式,可伸展脊椎,让背部、腹部肌肉得到有效锻炼。

(2)增加脊椎灵活性。

(3)能增强神经系统,改善血液循环,有助于消除月经痉挛的痛苦,也有助于治疗白带和月经不调,适合经期女性练习。

注意事项:

(1)在练习过程中,四肢尽量与地面保持垂直。

(2)动作不要太快,不要猛力前后摆动颈部或拱腰,也不要过分伸展颈部。

5. 虎式(图 7-2-29)

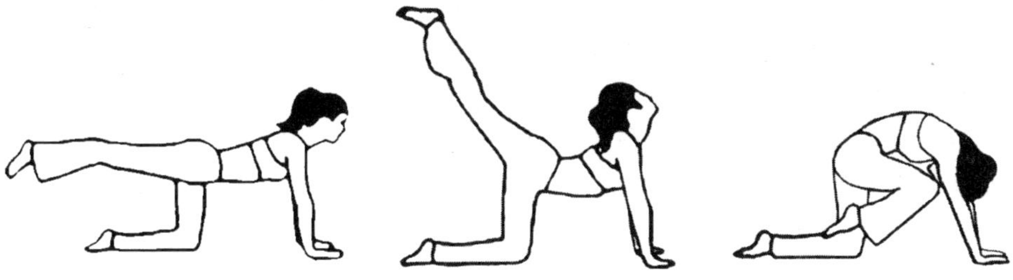

(1)　　(2)　　(3)

图 7-2-29

动作方法：

(1)跪在地上，两手放在地板上，做出爬行的姿势。保持这个姿势20秒，吸气，把右腿向后伸展，与地面保持平行。

(2)右腿上举，保持膝盖绷直，尽量抬得高于头部，让颈部产生拉伸感。

(3)屏住呼吸，弯曲右膝，并将右膝向胸前移动，脚趾略高于地面，头部下垂，用鼻子碰触右膝，脊柱弯成拱形。然后换左腿重复练习。

健身作用：

(1)此姿势可减少腹部、髋部及大腿的多余脂肪。

(2)使脊柱得到充分锻炼。

(3)放松坐骨神经；强化女性生殖器官，促进分娩后的体形恢复。

注意事项：

脚下摆时，脚不能着地，放松全身，注意力集中在动作的过程中。

6. 骆驼式(图 7-2-30)

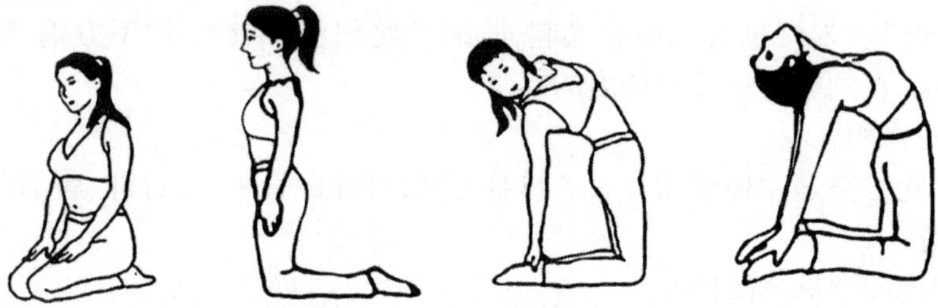

(1) (2) (3) (4)

图 7-2-30

动作方法：

(1)跪坐在地上，双手自然下垂，双膝略微分开，脚背贴地，脚趾指向后方。

(2)吸气，两手放在两髋部，跪立于地面。

(3)—(4)脊柱后弯，伸展大腿前侧肌肉，呼气，把双手放在脚心上，并向下施力，借此轻轻将脊柱向下压。大腿垂直于地面，头部尽量向后仰。保持该姿势30秒之后，将两手放回髋部，慢慢恢复到(1)姿势，然后坐下来调息。

健身作用：

(1)此姿势可伸展和强壮脊柱，能促进血液循环，特别是脊柱神经因得到新鲜血液的滋养而受益。

(2)对于纠正驼背和两肩下垂有极佳效果。

(3)伸展腹部，有助减肥。

(4)打开咽喉区域，放松颈部，对缓解哮喘、支气管炎和其他呼吸道问题有帮助。

注意事项：

(1)对初学者来说,做(3)—(4)动作如有困难,可将脚掌竖起,脚尖触地,双手扶在脚跟上。

(2)脊椎和颈部有不适者,在练习时注意保持脖子伸直,让脖子避免后屈。

7. 叩首式(图 7-2-31)

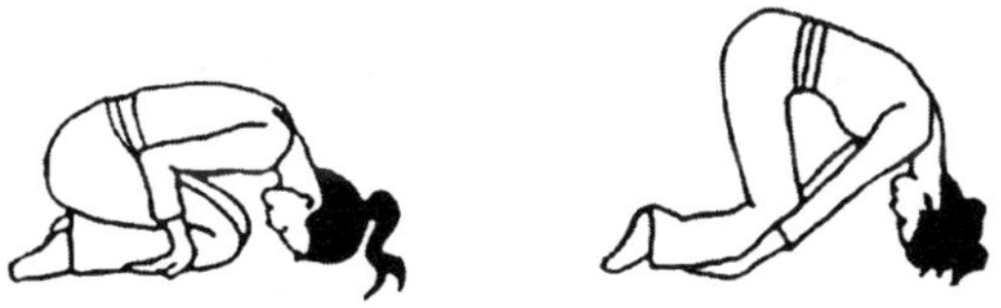

(1)　(2)

图 7-2-31

动作方法:

(1)跪坐,臀部放在两脚脚跟上,脊柱伸直,上身向前弯曲,把前额放在地板上。两手放在脚掌两侧,手心向上。

(2)抬起臀部,带动大腿向上伸,直到大腿垂直于地面,双手随之移动到两膝两旁,头部落地,下巴往胸前收。

健身作用:

(1)此姿势可增加脑部的血液供应,消除大脑疲劳,美容养颜。

(2)消除腹部多余脂肪,按摩腹部脏器,缓解便秘。

(3)刺激性腺,增强性的控制力。

注意事项:

有高血压或眩晕症的人不要做叩首式。

8. 门闩式(图 7-2-32)

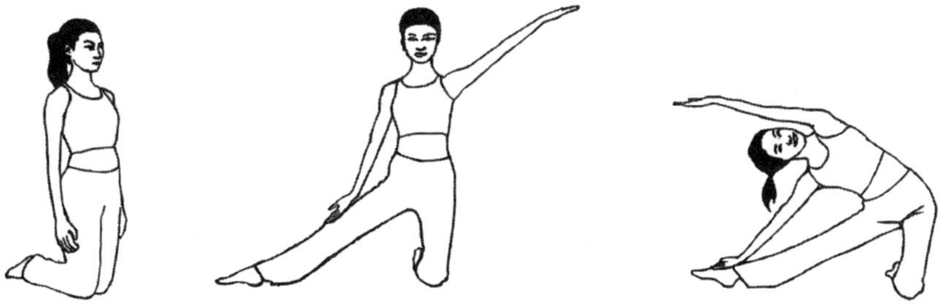

(1)　(2)　(3)

图 7-2-32

动作方法:

(1)跪立，臀部抬起，自膝部向上直立，双手自然下垂。

(2)右腿向身体正侧方伸直，脚尖指向正侧方，脚掌贴地。边吸气边把左手上举，右手手掌向上，放在右大腿外侧。

(3)呼气，右手向脚尖滑动，上身向右正侧方倾倒。同时左臂靠近左耳伸直，眼睛看天花板，保持5次呼吸。换身体另一侧练习。

健身作用：

这是调整骨盆歪斜、缓和痛经的姿势，也能矫正脊柱、调整自律神经，使激素正常分泌，对月经不调也有疗效。

注意事项：

(1)身体向右侧弯曲的过程中，注意不要向前倾。

(2)在结束姿势后，伸直腿的髋关节附近如果产生刺激感就证明动作到位。

9. 蜥蜴式(图7-2-33)

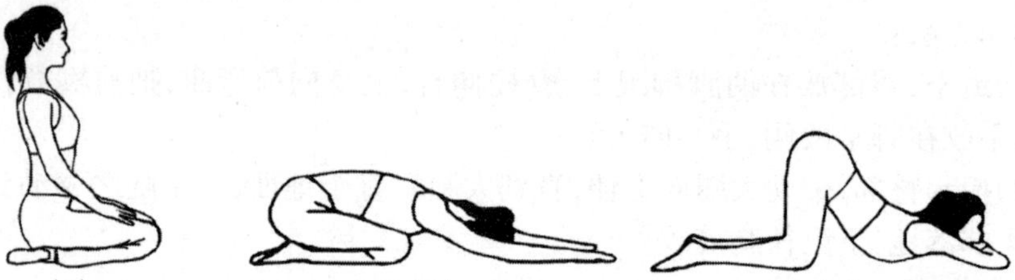

(1) (2) (3)

图7-2-33

动作方法：

(1)跪坐，臀部坐在两脚脚跟上，两臂在体侧自然下垂，脊柱伸直。

(2)双臂高举过头，上身前屈，直至腹部、胸部贴近大腿前侧，额头触地，双臂自然地放在头部两侧，向前伸直。

(3)吸气，慢慢抬起上身和臀部，往前移动，直到大腿与地面垂直，胸部着地，手肘弯曲，重叠，双手互相抓住上臂，将下巴轻放在小臂上。

健身作用：

(1)可以有效缓解背部疼痛和疲劳。

(2)可以增加脊椎的灵活性。

(3)可以美化胸部曲线。

(4)可以加固、调理和伸展腹、背部肌肉，有效按摩腹部器官。

注意事项：

练习蜥蜴式时要注意呼吸的配合，在每一轮练习中抬起身体时吸气，放低身体时呼气。

10. 顶峰式(图 7-2-34)

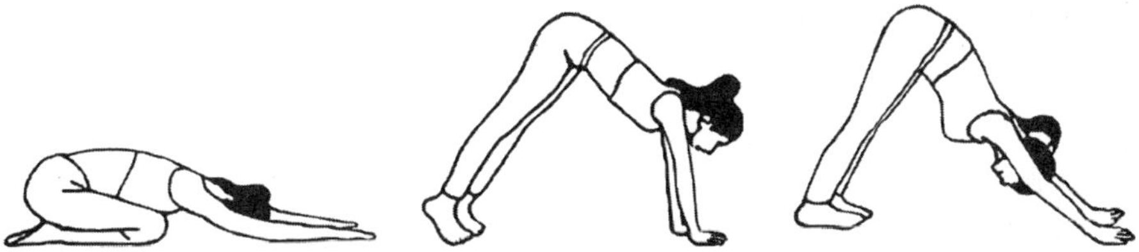

(1)　　(2)　　(3)

图 7-2-34

动作方法:

(1)跪在地上,臀部放在两脚脚跟上,脊柱由挺直状慢慢带动上身前屈,额头触地,双臂向前伸,胸部碰膝盖。吸气,抬起身体,两手两膝着地跪下来,手臂、大腿与地面垂直,脚尖着地。

(2)呼气,双膝离地,将臀尽量抬高,上身下压,双臂和背部形成一条直线,头部处于两臂之间。

(3)脚跟放在地面上。正常呼吸,保持这个姿势约 1 分钟。吸气,恢复两手两膝着地的跪姿。重复这个动作 6 次,然后恢复到起始动作。

健身作用:

(1)此姿势能锻炼小腿的神经与肌肉。

(2)可有效伸展肩、背部肌肉,使脊椎更柔软,刺激脊椎神经,促进脊椎血液循环。

(3)上体倒置,可有效滋养头、面部,放松五脏。

注意事项:

(1)在最后位置时,双腿和双臂应尽量保持平直,可以慢慢尝试让两脚跟着地。

(2)如果脚跟不能停留在地面上,就让脚跟上下微微颤动,来帮助伸展腿部肌腱。

11. 狮子第一式(图 7-2-35)

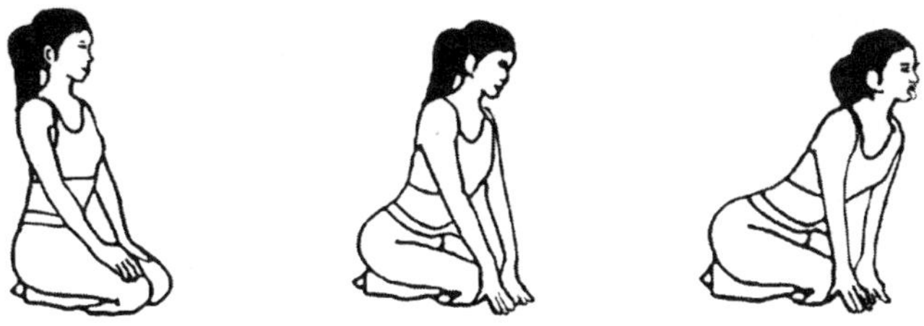

(1)　　(2)　　(3)

图 7-2-35

动作方法：

(1)跪坐，臀部坐在脚跟上，腰背挺直，脚背贴地，双手自然置于两腿上，目视前方。

(2)身体向前倾，张开手指，双掌的掌根部放在两膝的边缘部位。把身体的重量移至大腿和膝部。

(3)躯干前伸，保持背部挺直，睁大眼睛，双眼注视眉心，嘴巴张得越大越好，尽可能把舌头朝下巴处伸展。用口呼吸，保持该动作30秒。

健身作用：

(1)此姿势能使舌头得到锻炼，喉部得到按摩，改善因感冒带来的声音沙哑。

(2)防治咽喉疼痛。

(3)对颈椎、咽喉、眼睛、耳朵和甲状腺有益。

(4)防止脸部肌肉下垂，减少脸部皱纹，延缓衰老。

注意事项：

(1)在伸出舌头的同时发出“啊啊”的声音。

(2)练习时请将意识集中在眉心。

12. 跪姿立式(图7-2-36)

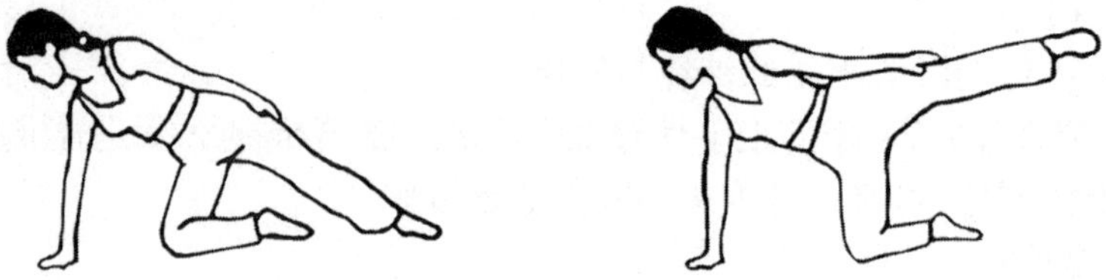

(1)　　　　(2)

图7-2-36

动作方法：

(1)屈膝下蹲，右膝向右方跪立，右手放于右前方，左手放于左髋部。

(2)吸气，慢慢抬起左腿，身体转向前，保持平衡，自然呼吸30秒。呼气放下左腿，换右腿做同样的动作。

健身作用：

(1)提高身体的灵敏性及平衡能力。

(2)强壮腿部，促进消化，缓解便秘。

(3)加强腰侧部肌肉，美化腰部线条。

注意事项：

注意保持平衡的稳定性。

13. 平板式(图 7-2-37)

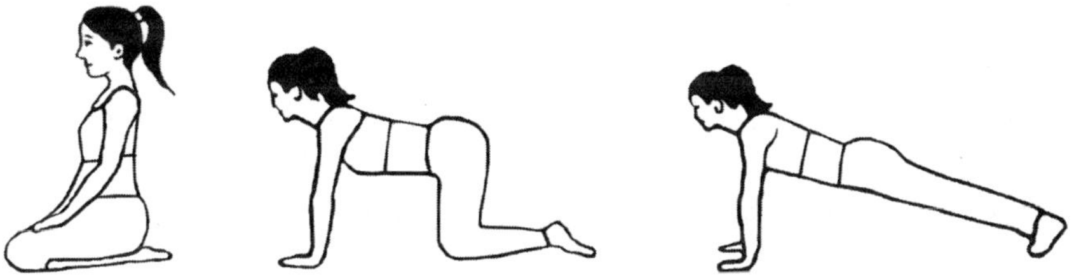

(1)　(2)　(3)

图 7-2-37

动作方法:

(1)挺直脊背跪坐在脚跟上,双手自然放在大腿上,指尖向前。

(2)俯身,双手着地,双手双膝支撑身体,手臂、大腿都与地面垂直。

(3)一条腿向后伸直,脚趾抵住地板,保持平衡,将另一条也向后伸展,用手臂和脚趾支撑起整个身体。收缩腹部及臀部肌肉,身体尽量伸直,像一块平板一样。

健身作用:

(1)可使腹部与臀部肌肉更加紧实。

(2)强化手臂与腕部肌肉。

(3)伸展背部肌肉和脊椎,消除背部疲劳。

注意事项:

如果上半身力量不足,可以让膝盖接触地面,以减轻手臂负荷。

(四)卧姿体位

1. 船式(图 7-2-38)

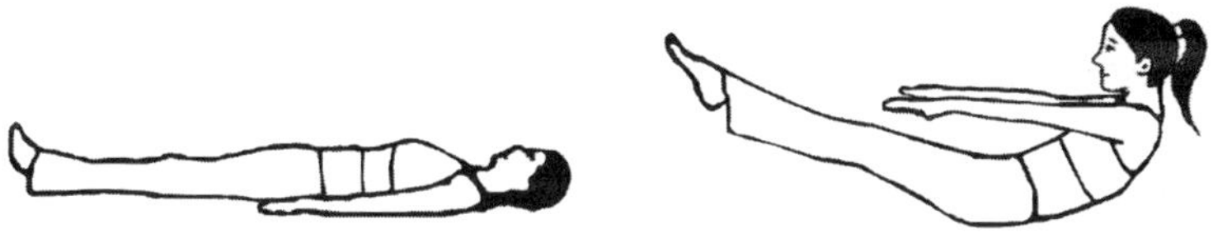

(1)　(2)

图 7-2-38

动作方法:

(1)仰卧,两腿伸直。两臂平放于体侧,掌心向下。

(2)吸气,将头部、上身躯干、两腿和双臂全都抬起来,离开地面。双臂向前伸直并与地面平行,指尖指向膝盖。屏住呼吸,保持这个姿势,以不勉强费力为限。然后慢慢呼气,把双腿和躯干放回地面。

健身作用:

(1)能强健背部、肾脏,减少腰痛。

(2)塑造背部及腿部的线条。

(3)增强身体平衡能力。

(4)改善心绞痛、早期心力衰竭、哮喘、糖尿病及性器官失调,减轻水肿;刺激甲状腺,促进新陈代谢。

(5)增加腹部的血液循环,改善消化不良及胃胀气。

注意事项:

(1)最开始双膝可能无法绷直,维持在屈膝姿势即可,或利用一把椅子放在前面支撑双脚,慢慢练习,直到双腿能够绷直为止。

(2)背部挺直,令脊椎往上提,否则尾椎会往下压,导致背痛。

2. 鱼式(图 7-2-39)

(1)(3)　　(2)

图 7-2-39

动作方法

(1)仰卧,两手放于臀部下面。

(2)吸气,用头顶顶住地面,将背部抬离地面,尽量抬高,自然呼吸。

(3)呼气,缓缓将背部放下,用后脑勺贴地,放松全身。

健身作用:

(1)增加全身血液循环,平稳呼吸。

(2)胸部扩张,腹部自然收紧,使腹部扁平而有力。

(3)缓解腰骶椎及背部疼痛;有益于甲状腺和甲状旁腺的功能;可减缓肩部肌肉淤血和疼痛。

注意事项:

患有颈椎、腰椎病者,做仰卧的姿势时,用力不宜太大。

3. 狗伸展式(图 7-2-40)

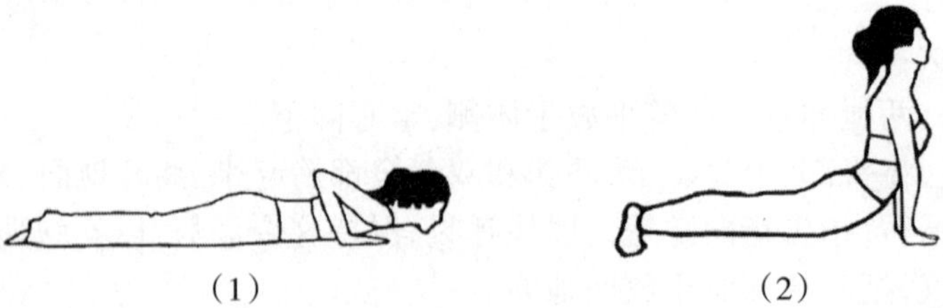

(1)　　(2)

图 7-2-40

动作方法：

(1)俯卧，双脚微微分开，脚背贴地。双手平放在身体两侧，下巴点地，眼睛平视前方。然后手屈肘，掌心向下，平放在胸部两侧的地板上，手指指向前方。

(2)吸气，伸直两臂，将上半身撑起。脚趾撑住地面，大腿、两膝、小腿均抬离地面，全身重量落在双掌和两脚脚趾上。深深吸气，保持这个姿势30~60秒。

健身作用：

(1)有助于消除背部、腿部和肩部的僵硬感，预防、治疗腰背疼痛，并对坐骨神经痛、腰部风湿痛和脊椎关节错位等症状，有较好的缓解作用。

(2)可有效塑造后背线条，上提和收紧臀部肌肉。

(3)刺激甲状腺和甲状旁腺，滋养脊柱神经，矫正驼背。

注意事项：

在做此动作的过程中不要耸肩，两膝要尽量伸直。

4. 卧姿炮弹式(图7-2-41)

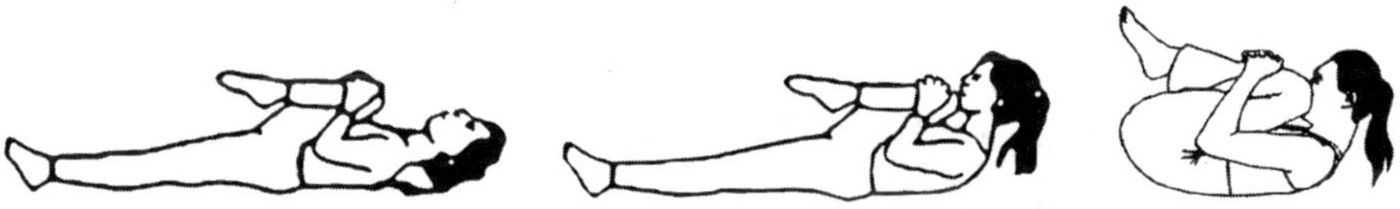

(1)　(2)　(3)

图7-2-41

动作方法：

(1)仰卧，两腿伸直，双手放在身体两侧。屈右膝，把右大腿尽量收近胸膛，两手十指相交，抱住右膝。

(2)用腹部力量把头抬到右膝处，用鼻子接触膝盖，感受腹部肌肉的紧绷。之后恢复原位，换左腿重复，左、右两腿各做6次。

(3)两腿均屈膝，两大腿收近胸膛，两臂抱住双膝，脚尖绷直。尽量抬高头部，用下巴接触膝盖，感受腹部肌肉的紧绷。吸气，慢慢把头部放回地面上。呼气，放开十指，同时把腿伸直，放回地面上。

健身作用：

(1)此姿势能加强腹部功能，促进大肠蠕动，排除腹部废气浊气，减轻便秘症状，改善肠胃的松弛、萎缩、无力等异常现象。

(2)防止胃下垂、胃溃疡、十二指肠溃疡等消化系统疾病。

(3)蜷缩的姿势还能有效阻止腹部脂肪滋生，同时锻炼腰部和臀部的力量，加强性功能。

注意事项：

(1)如果下颌接触膝部时间保持不长，应屏住呼吸。

(2)如果可以保持较长时间，则在保持姿势的同时自然呼吸。

5. 犁式(图 7-2-42)

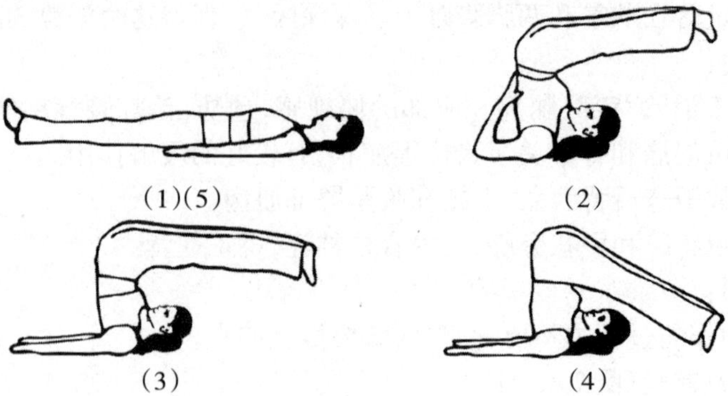

图 7-2-42

动作方法：

(1)仰卧，双腿伸直，双臂置于身体两侧。

(2)吸气，双腿慢慢抬起，带动腰、背部一起向上提升，双手扶在腰处，腰背挺直，双肩紧紧地贴在地上。

(3)双腿向头上方弯曲，尽量与地面平行。

(4)将双腿继续向头顶上方下压，直至脚趾触地，然后，慢慢放下双手，手臂在背后伸直，掌心贴地。保持该姿势 30 秒以上。

(5)结束时，先将双腿抬起，然后慢慢恢复到仰卧姿势。

健身作用：

(1)此姿势可帮助脊椎和背肌伸展，特别有利于缓解上背和颈部肌肉的压力。

(2)随着犁式练习的深入，脊椎的柔软度也会越来越好，对整个脊椎神经网络极为有益。

(3)此姿势还可以刺激到腹部器官和甲状腺，滋养人体的内分泌系统，促进身体和大脑的和谐健康。

注意事项：

(1)椎间盘突出及坐骨神经痛者慎做犁式。

(2)女性在月经期间也不要做此式。

(3)如果背部不够柔软，可用手撑住腰背部，手不要离开腰背部。

6. 小桥式(图 7-2-43)

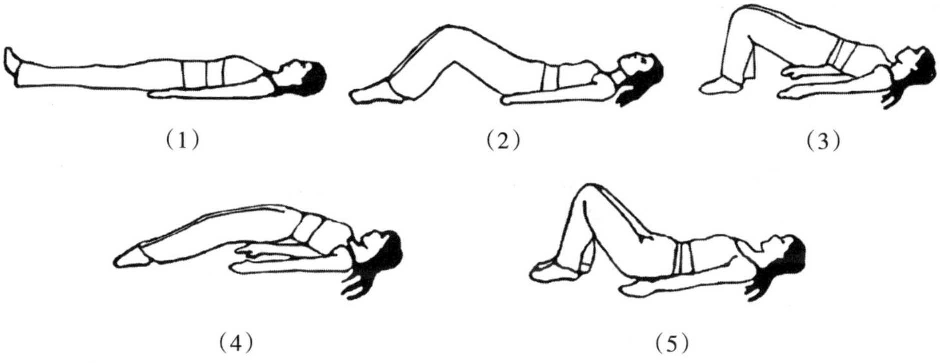

图 7-2-43

动作方法：

(1)平躺，两手放在体侧，手心向下。

(2)双脚并拢或稍稍分开，向上稍屈膝，脚尖向前。

(3)吸气，双脚向下施力，慢慢抬起臀部，使臀部离开地面。

(4)伸直双膝，收紧大腿内侧。保持该动作 5~10 个呼吸。

(5)呼气，慢慢将背部、臀部放回起始位置。

健身作用：

(1)可使腰、背、腹部更加柔软，增强激素分泌，提高性能力。

(2)改善失眠、记忆力减退、注意力不集中及情绪低落的症状。

(3)强健腰椎、手臂、腕部及踝关节；对治疗哮喘及支气管炎有辅助作用。

注意事项：

(1)如果一开始很难靠腹肌力量提升躯干，可以用手扶住腰抬起。

(2)每次做完后一定要记得把背部贴在地面上休息片刻。

7. 蛇击式(图 7-2-44)

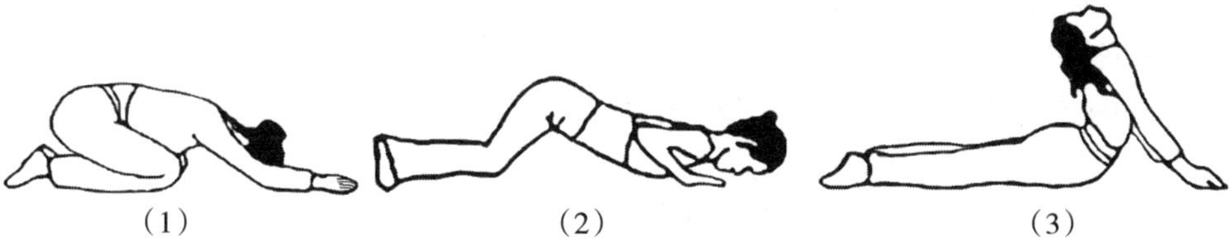

图 7-2-44

动作方法：

(1)臀部坐在脚跟上，双臂在体侧自然下垂，上身向前弯曲，额头触地，双臂在头部两侧向前伸直。

(2)臀部上抬,带动身体向前移动,胸部、腹部紧贴地面,双手放在胸腔两侧,下颌触地。

(3)双臂伸直,撑起上半身,腿部下压,使髋部关节以下部位均与地面紧贴。头部后仰,正常呼吸,保持 10~20 秒。重复做 6 次。

健身作用:

(1)可以预防乳房下垂,矫正驼背现象。

(2)缓解精神压力,消除疲劳,提气养神。

(3)可以滋养女性生殖器官,有助于消除月经失调。

注意事项:

腰部有毛病者在练习时,可将双手适当远离身体,以减缓对腰部的压力。

8. 下半身摇动式(图 7-2-45)

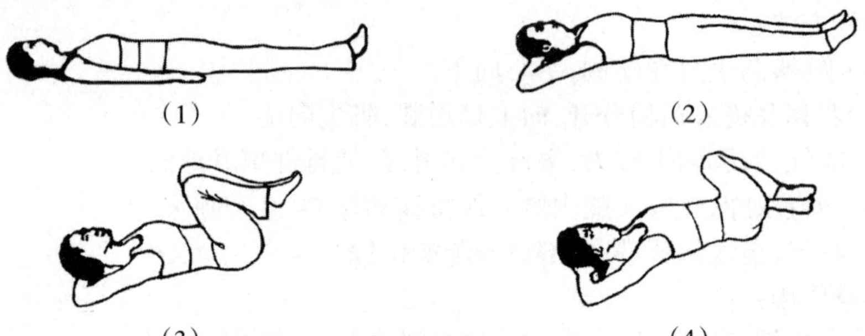

(1) (2) (3) (4)

图 7-2-45

动作方法:

(1)仰卧,双腿伸直,双臂自然地放在体侧,掌心向下,双腿并拢,脚跟贴地。

(2)双手十指相交,手心向上,放在脑后。

(3)屈膝,双腿上抬,脚背绷直。

(4)上身姿势保持不变,用双膝带动髋部由右向左侧扭动,再从左侧扭动到右侧。自然呼吸,重复摇动 12 次。

健身作用:

(1)对背部和肩膀有很好的按摩效果,有助于消除不适。

(2)增强下半身血液循环。

(3)加强大腿肌肉与腹部脏器功能。

(4)缓解腰痛。

注意事项:

(1)腹部和胯部肌肉较紧,做这个姿势可能会感到困难,缓慢地将身体左右扭动,但不可勉强过于用力。

(2)如果患有脊柱弯曲或其他脊柱性疾病，练习前要先咨询医生意见。

9. 拱背抬腿式(图 7-2-46)

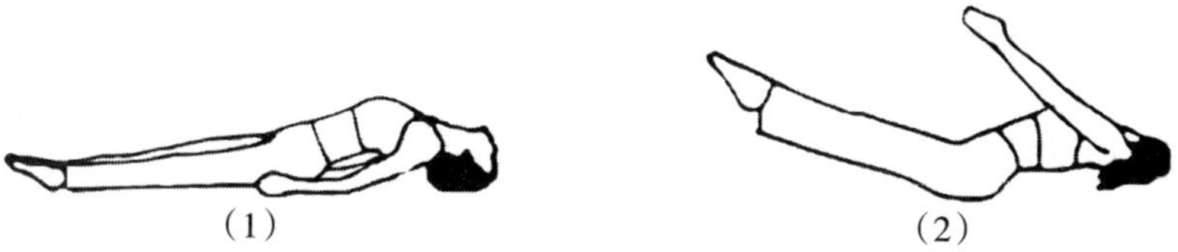

图 7-2-46

动作方法：

(1)仰卧，两腿伸直并拢，脚跟贴地。双臂平放于体侧，掌心向下。吸气，手肘用力按地，将头部、胸部、背部挺起。慢慢把头顶放于地上。双手放于髋部，用手肘支撑上身的重量。双脚紧贴地上，保持几次呼吸，伸展背部。

(2)双腿并拢伸直，收紧大腿肌肉，呼气，慢慢提起双腿，双脚背绷直。双臂离地，在胸前举起，双手合十，尽量让举起的双臂与双腿平行，只有臀部和头顶部位着地。正常呼吸，保持这个姿势 15~30 秒。

健身作用：

(1)可使颈部得到伸展，促进头部血液循环，有利于消解头部不适。

(2)背部和髋关节在这个练习中也获得了伸展和放松。

(3)双臂、胰脏和肾上腺活动更加旺盛，预防胃肠问题。

注意事项：

两腿要始终并拢，膝盖不要弯曲。

10. 韦史努式(图 7-2-47)

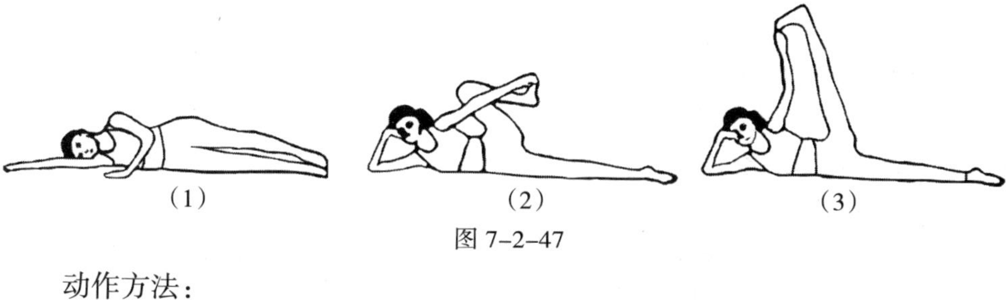

图 7-2-47

动作方法：

(1)右侧卧，右臂朝头顶方向伸直，左手轻放胸前地板上，头枕在右臂上，双腿绷直。

(2)右腿保持不动，屈左膝，抬起左腿，用左手大拇指和食指抓住左脚大脚趾。抬头，弯曲右肘，将头靠在右掌上，右手臂、右腿和身体成一条直线。

(3)左腿伸直，其他动作保持不变。正常呼吸，保持该动作 10 ~ 30 秒。恢复至(1)，放松。换身体另一侧做同样的练习。

健身作用：
(1)有助于消除背痛和防止疝气，减少腰围线上的脂肪，对盆骨区域有益。
(2)能促进血液循环，强化内脏尤其是肝脏功能。
注意事项：
腿抬高的程度视个人情况而定，千万不要勉强，以免拉伤。
11. 上伸腿式(图 7-2-48)

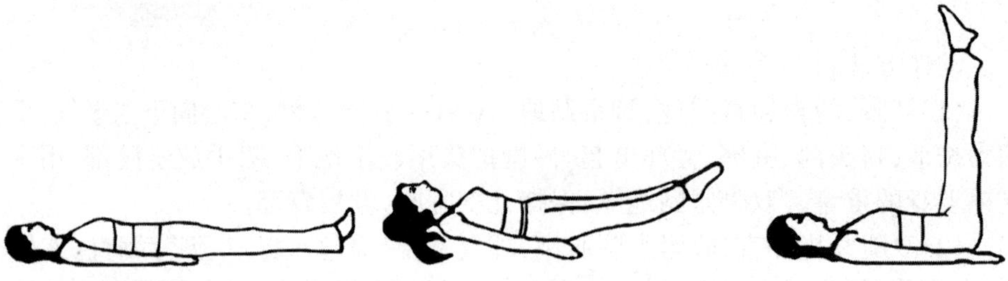
(1) (2) (3)
图 7-2-48

动作方法：
(1)仰卧，两腿伸直，手臂放于身体两侧，手心向下。呼气时慢慢抬起双腿，与地面约成 30°角。
(2)保持一段时间后将双腿抬至约 60°角。
(3)将双腿抬至与地面垂直。然后依次还原。
健身作用：
(1)可滋养、强壮腹部脏器。
(2)增强下背部力量，放松髋部，加强两腿力量。
(3)防止静脉曲张。
(4)调理肠胃，改善消化系统。
(5)美化腿部线条。
注意事项：
(1)如果不能连贯地做完这三个角度的姿势，也可以先做 30° 姿势，放下两腿休息一会后，再做 60°、90°姿势。
(2)腰部不适者不要勉强做这个动作，适当屈膝可以降低难度。
(3)女性生理期避免做此式。
(4)练习时保持呼吸畅通，不要憋气。

(五)平衡体位

1．树式站立(图 7-2-49)

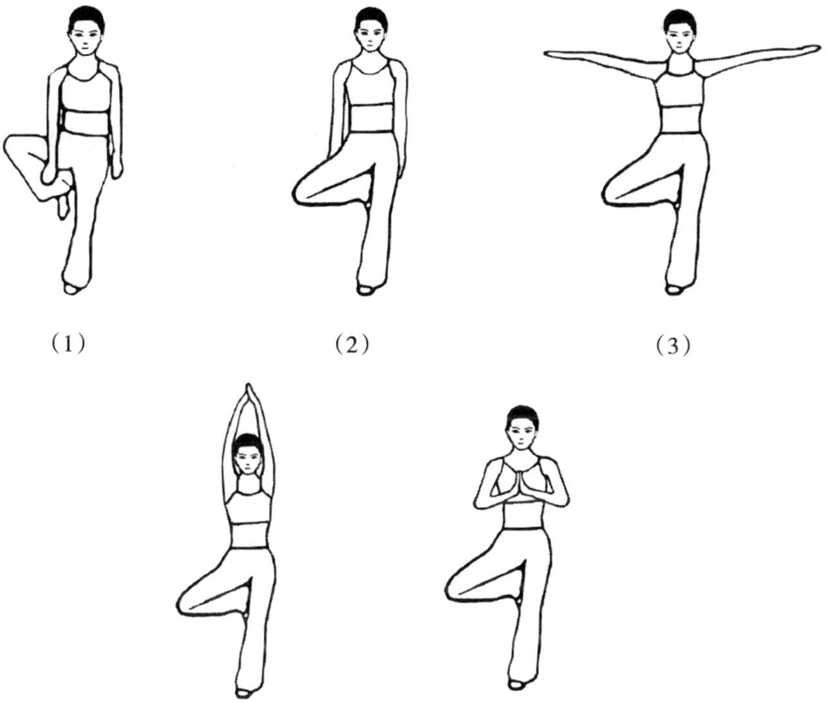

(1) (2) (3) (4) (5)

图 7-2-49

动作方法：

(1)直立，两脚并拢，两臂自然下垂，掌心向内，弯曲右膝，右手握住右小腿，右脚尖向下。

(2)使右脚心贴在左大腿根的内侧，重心移向左腿。

(3)两臂伸直，在肩膀两侧打开，深深吸气，保持这个姿势 30～60 秒。

(4)双臂高举过头，双掌在头顶合十，两臂尽量靠近双耳，保持自然呼吸，8～10 秒。

(5)将合十双掌收至胸部，恢复双腿并拢站姿，换另一条腿重复练习。

健身作用：

(1)树式能加强腿部、背部和胸部的肌肉。

(2)提高身体的平衡感，放松髋部，并对胸腔区域有益。

(3)有利于提高专注力。

注意事项:

眼睛平视前方,气息下沉有助于保持平衡,平衡感较好的人可抬头向上看。

2. 侧撑式 1(图 7-2-50)

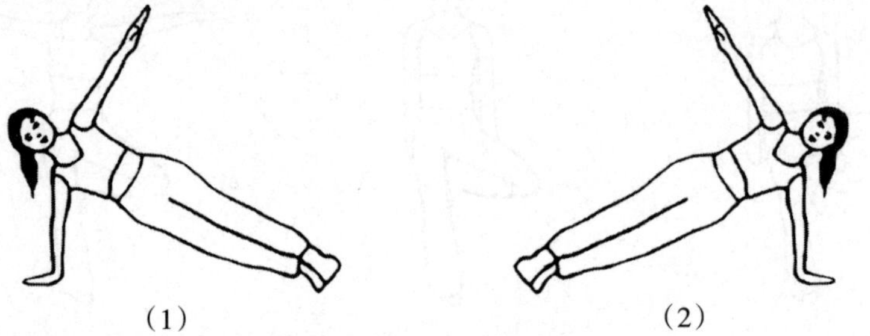

图 7-2-50

动作方法:

(1)身体朝左侧斜躺,左手撑地,身体成一斜线,右手心放于右体侧。

(2)吸气,慢慢将右手抬起并上举,两手臂形成一直线 ,保持平衡,此时仅有左手心和左脚外侧予以支撑,自然呼吸 30 ~ 60 秒。

(3)呼气,轻轻放下所有被抬起的身体部位,活动一下左手腕及左脚踝,仰卧调息 30 秒放松。

换右侧做同样的动作。

3.侧撑式 2(图 7-2-51)

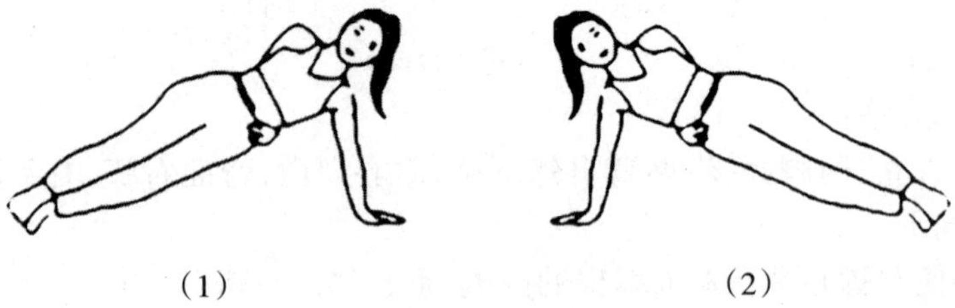

图 7-2-51

动作方法:

(1)吸气,侧撑。呼气,左手从背后绕过,尽量放于右腰处,保持 30 ~ 60 秒。

(2)呼气,慢慢将身体放于地面。

(3)换另一侧做同样的动作。

健身作用:

(1)增强身体的平衡感,提高专注力。

(2)强化手腕、脚踝及手臂的力量。

(3)有效减少腰侧多余脂肪,加强腰侧肌的力量。

(4)缓解颈部疼痛,使颈部肌肉更有力。

注意事项:

若有手腕、手肘或肩部受伤者,请勿做此式。

二、瑜伽中级体位练习

(一)站姿及下蹲体位

1. 三角转动伸展式(图 7-2-52)

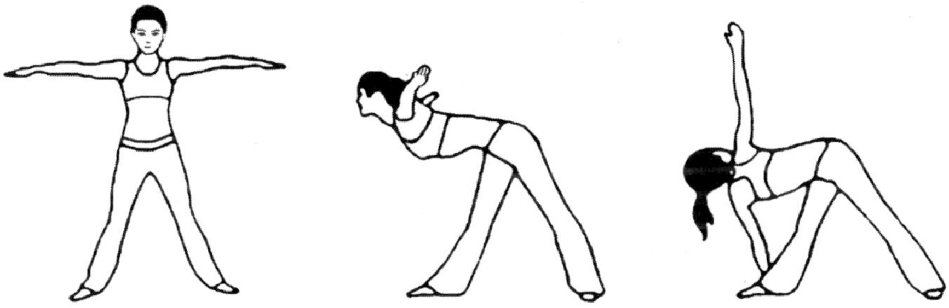

(1) (2) (3)

图 7-2-52

动作方法:

(1)直立,两腿伸直,两脚大幅度打开,脚尖微微外分。两臂向两侧平伸,与地面平行,展成基本三角式。

(2)呼气,右脚向右转 90°,左脚不变,上身同样右转 90°,并慢前屈,在弯腰过程中腰保持两臂与地面平行。

(3)左手掌放在右脚外侧,掌心贴地,右手臂向上伸直,与地面垂直,目视右手指尖。保持该动作 30 秒,换另一侧身体做同样的练习。

健身作用:

此姿势能增加脊柱下部的血液循环,使脊椎、腰部和背部的肌肉均得到很好的锻炼,不但能瘦腰、消除腰部疼痛,还能加强大腿、小腿的肌肉以及筋腱力量。

注意事项:

(1)女性在怀孕 6 个月后不应再练习三角转动伸展式。

(2)颈椎和背部有伤患者,请勿做此式。

(3)练习中保持呼吸轻松,脸部肌肉放松。

(4)头部、颈部与脊椎保持一条直线。

2.加强侧伸展式(图 7-2-53)

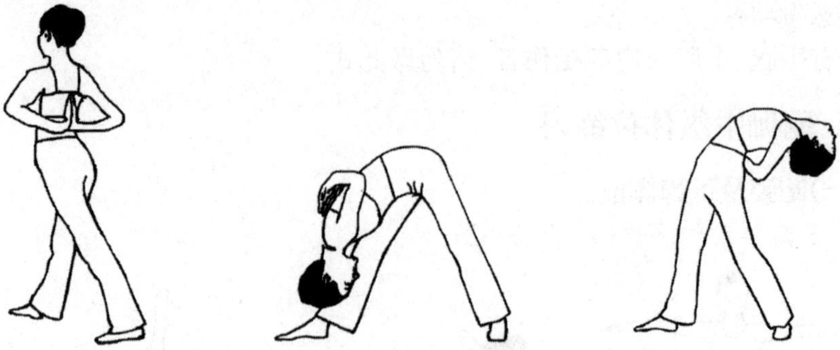

(1) (2) (3)

图 7-2-53

动作方法:

(1)自然站立,右脚向前跨一步,脚尖笔直向前。左脚保持不动。双手手掌在背后并拢合十,吸气。

(2)边呼吸边将上身前屈,把脸靠近右小腿前侧,保持该姿势不动,做 5 次呼吸。

(3)吸气,上身恢复直立,呼气,上身后仰,头部放松后仰,颈部、喉部充分伸展,保持该姿势不动,做 5 次呼吸。换身体另一侧做同样练习。

健身作用:

(1)可刺激胸腺激素的分泌,提高免疫力。

(2)扩展胸腔,改进不良体态,可矫正驼背斜肩。

(3)伸展侧腰,加强骨盆区域的稳定性和平衡感。

注意事项:

(1)手在背后合十能充分扩张胸部,令其分泌大量的胸腺激素,以提高免疫力,因此,在练习过程中,双手一定要紧紧地合在一起。

(2)初学者不必勉强将头靠向膝盖,只需要尽量感受双腿后侧肌肉的拉伸即可。

3. 双角式(图 7-2-54)

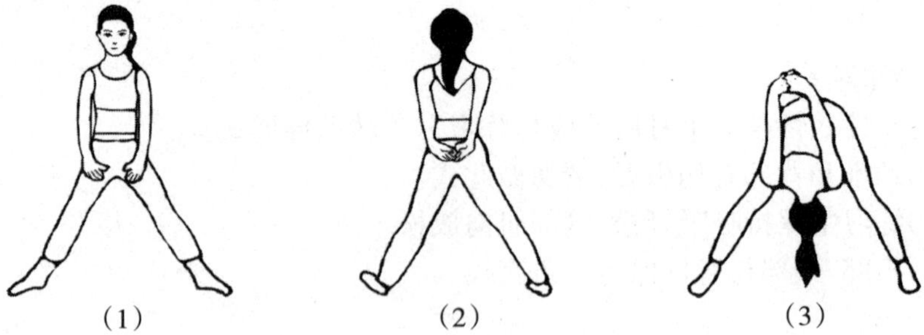

(1) (2) (3)

图 7-2-54

动作方法：

（1）挺身直立，两脚微微分开，双手垂于体侧。吸气，两手臂放在下背部，十指相交。

（2）呼气，上身自腰部向前弯。

（3）上身继续向下屈体，直到胸部、头部贴着腿，两臂向前伸展，尽量与地面平行。一边保持这个姿势，一边低头，保持头部放松。保持这个姿势20秒或更久的时间。慢慢恢复到基本站立式。重复3～5次。

健身作用：

（1）此姿势可以增强上背部及肩膀的肌肉群。

（2）身体倒置，可促进血液循环，滋养头、面部。

注意事项：

（1）完成该体位法后，闭上双眼，自然站立，全身放松15～30秒钟。这时候，你会感到有一股令人舒服、畅快而激动的能量从头顶到脚底传遍全身。这对整个神经系统都能起到镇静作用。

（2）上体前屈的幅度量力而行。

（3）高血压或眩晕症者不宜做此体式。

4. 头触地式（图7–2–55）

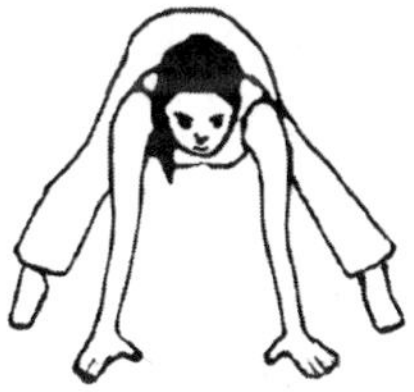

（1）

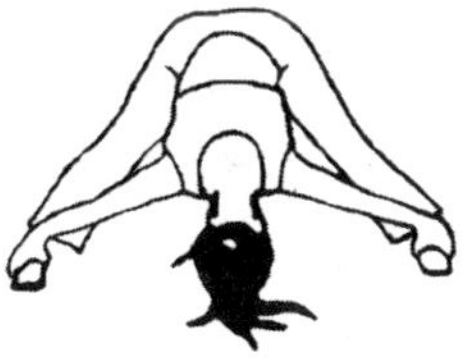

（2）

图7–2–55

动作方法：

（1）双腿向左右尽量大幅打开，双脚脚尖指向正前方，双臂自然下垂，吸气。

（2）边呼气边把上身向前屈，双手抓住脚背或同侧小腿后侧，头顶点地。保持该动作30秒。

健身作用：

（1）促进头部的血液循环从而改善头痛，对改善健忘也有功效。

（2）这个姿势对于头发稀疏也有改善作用，因为它能改善头皮的血液循环，给头发供应更多养分。

注意事项：

高血压或眩晕症患者、生理期女性慎做此式。

5. 鸵鸟式(图 7-2-56)

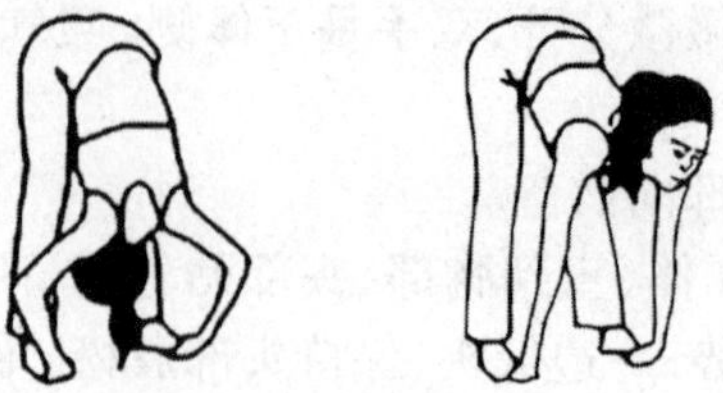

(1) (2)

图 7-2-56

动作方法:

(1)吸气,自然站立,双腿稍微打开。呼气,上身前屈,把手掌插入脚底。抬头,目视前方。

(2)吸气,稍微松弛上身。呼气,上身下压,弯曲手肘,把脸放在双腿之间,保持该姿势 5 次呼吸的时间。

健身作用:

(1)对肠胃有很好的作用,能促进消化。

(2)该体位法还能调节血压,减轻心脏负担。

注意事项:

如果手掌碰不到脚底或地面,也可以绕过小腿,抓住脚踝,如果连脚踝也抓不到,就抱住小腿肚,注意动作过程中一定要伸直膝盖与背。

6. 站立前屈式(图 7-2-57)

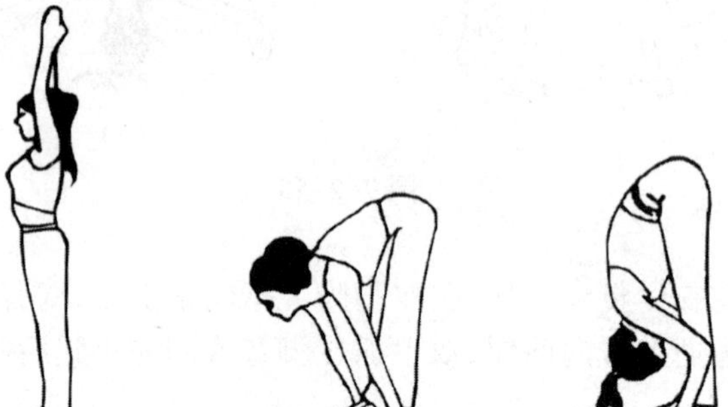

(1)(4) (2) (3)

图 7-2-57

动作方法:

(1)基本站立姿站立,双手合十置于胸前,吸气,两手慢慢上举,手臂伸直紧贴耳朵两旁,举至头顶上方,背部挺直。

(2)呼气,以腰部为支点上身前屈,上半身由腹部开始逐渐尽量贴近大腿前侧,双掌撑地,尽量放于两脚外侧,保持 3~5 个自然呼吸。

(3)再次吸气,伸直脊柱。呼气,尽量让腹部、胸部和头部贴紧腿部,双手握脚踝后面,也可平放在脚边,双腿保持蹬直以稳定身体的重心,保持 3~5 个自然呼吸。

(4)吸气,两手慢慢上举,上身躯干慢慢抬起至起始动作。

健身作用:

(1)消除疲劳,舒缓精神紧张、抑郁症及妇女更年期症状。

(2)按摩肝脏和肾脏。

(3)改善消化系统疾病。

(4)改善失眠、头痛症状。

(5)伸展腘绳肌和臀肌,塑造线条。

注意事项:

(1)身体柔韧不佳者,在练习的过程中不要勉强用力。

(2)若背部有伤患者慎练习此动作。

(二)坐姿体位

1. 双腿背部伸展式(图 7-2-58)

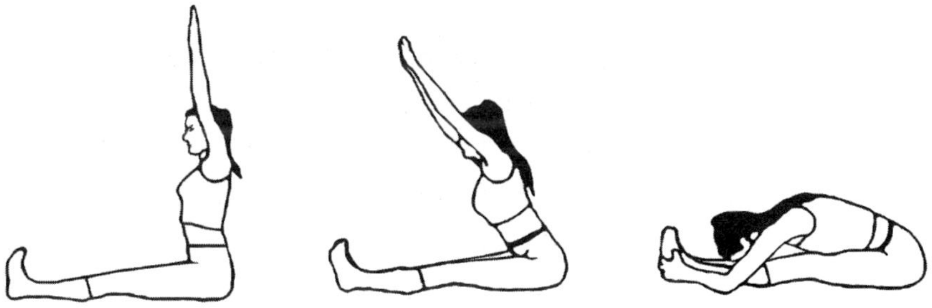

(1) (2) (3)

图 7-2-58

动作方法:

(1)坐立,两腿向前伸直,两腿及两脚并拢,慢慢吸气,将双臂高举过头,掌心向前。

(2)上身向前弯曲,直至腹部、胸部、头部紧贴在双腿前侧为止。双臂松弛地放在双腿两侧。放松,保持该姿势 10 秒以上。慢慢吸气,伸直双臂,渐渐抬高上身,直到恢复到基本坐姿,放松。

健身作用:

(1)这个姿势有助于充分伸展脊柱,锻炼背部的肌肉群,改善背部曲线。

(2)放松大腿后侧肌肉。

(3)身体前倾时能轻柔地挤压和按摩腹部器官,从而有助于消化和排泄。

注意事项:

(1)如果背部或腿后侧肌肉很紧,或背部受过伤,可稍微弯曲膝关节。

(2)身体前倾时要保持背部伸直。

(3)背部不适者或患有高血压者,注意不要把头贴向膝盖,让背部保持伸直,与腿部成45°角即可。

2. 半莲花坐单腿背部伸展式(图 7-2-59)

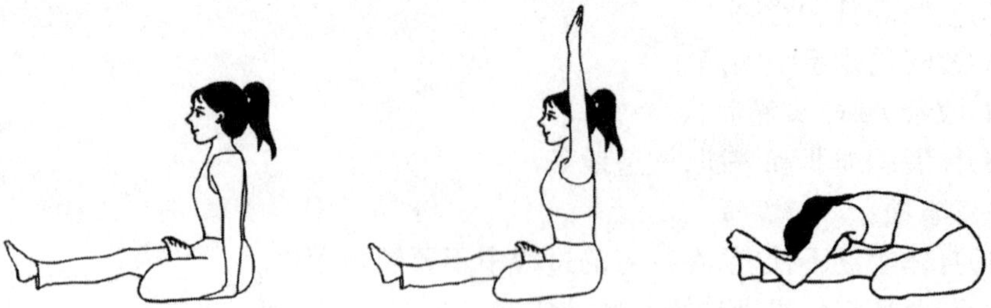

(1) (2) (3)

图 7-2-59

动作方法:

(1)平坐在地上,两腿向前伸展。上身挺直,两臂垂放于体侧,掌心向下,手指指向脚的方向。弯曲左膝,左脚放在右大腿上。

(2)吸气,手臂紧贴耳部尽量向上伸展,手心向前,腰背挺直。

(3)一边吸气一边慢慢将上半身向前弯曲,先腹部,然后依次将胸部、脸部、额头贴在右小腿上。双手抓住右脚掌。保持该姿势30秒。休息一会儿,换另一条腿重复练习。

健身作用:

(1)可使背部得到锻炼,加强脊柱的弹性。

(2)伸展肩部、双臂及大腿肌肉,舒缓酸痛症状及改善其柔韧度。

(3)按摩腹部器官,改善消化系统。

(4)滋养肾脏、膀胱和胰脏。

(5)刺激卵巢、子宫,滋养女性生殖系统。

注意事项:

(1)开始时头可能无法触及双膝,只要有规律地、耐心地练习这个姿势,头部很快就能舒适地靠落在双膝之上,两肘也要放在地板上,或接近地板。

(2)练习时伸出的腿始终要紧贴地面,脊柱要保持伸直。

(3)切勿勉强,也不要借助他人力量强行在背部施压。

3. 前伸展变式(图 7-2-60)

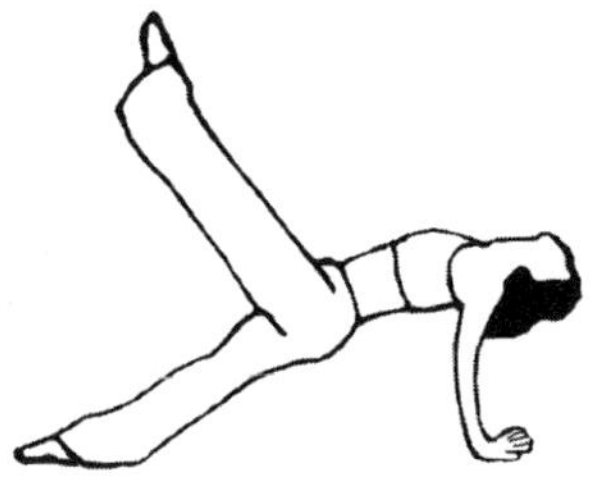

图 7-2-60

动作方法:

延续前伸展基本式动作,头向后仰,一边吸气,一边将单腿抬高。该动作保持 30～60 秒,然后放下,换另一条腿做同样的练习。

健身作用:

(1)可刺激腿部肌肉,对塑造优美的腿部线条有益。

(2)此姿势在丰胸的同时,对改善肩酸也有良好的功效。

注意事项:

(1)这个姿势需要相当强的耐力及专注力。

(2)练习时,注意力应放在双腿的挤压感和胸部的扩张感上。

4. 桥式(图 7-2-61)

(1)(3)　　(2)

图 7-2-61

动作方法:

(1)仰卧,两手放于体侧,手心向上,屈双膝,两脚跟紧靠臀部。

(2)吸气,收紧腹肌、臀肌,将臀部及背部抬离地面。

(3)呼气还原,放松全身。调息。

健身作用:

(1)收紧臀肌 ,臀部重心上移,修饰臀部线条。

(2)可刺激肠胃运动,缓解便秘。

(3)对甲状腺、甲状旁腺、胸腺等内分泌腺体有良好刺激作用,提高人体免疫力。

注意事项:

注意呼吸与动作的配合,不要憋气进行练习。

5. 转躯触趾式(图 7-2-62)

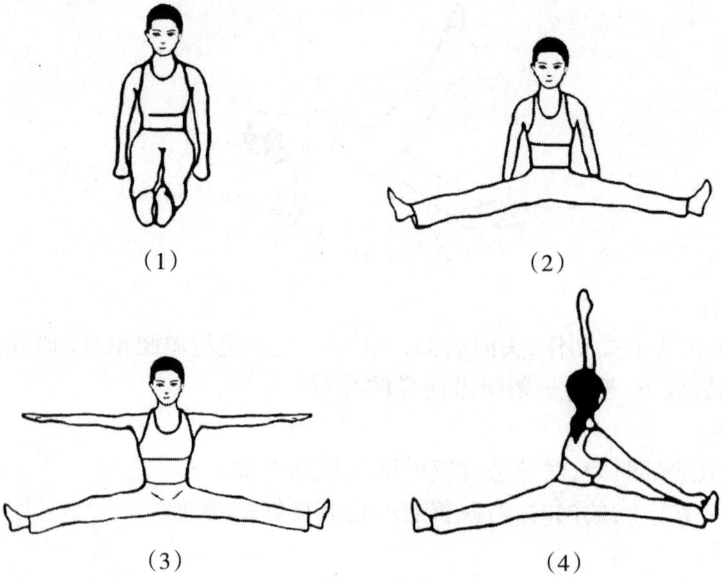

(1) (2) (3) (4)

图 7-2-62

动作方法:

(1)坐位,双腿并拢,向前伸直,手平放在臀部两侧的地面上,手指向前。

(2)在不感到过于用力的情况下,尽量宽阔地张开双腿。

(3)吸气,双臂向双侧平伸,保持成一直线,与地面平行。

(4)呼气,将上半身躯干转向左方,左手转向左上方,让右手触到左脚趾。保持一会儿,恢复坐位,之后换身体另一侧练习。

健身作用:

(1)可按摩腹部脏器,强化脏器功能。

(2)放松双肩关节和脊柱。

(3)伸展腿部肌肉,美化腿形。

(4)通过转躯触趾,增加对背部和脊椎神经的血液供应。

注意事项:

(1)在整个练习过程中,双腿要保持伸直,大腿后侧和小腿后侧都应贴于地面。

(2)开始可以慢慢做这个练习,熟悉以后可试着越来越宽的分开双腿,但不要弯曲膝部,不要勉强用力。

(3)背部和颈椎有伤患者,慎练此式。

(4)练习中呼吸要放松,脸部肌肉要放松。

6.V 字式(图 7-2-63)

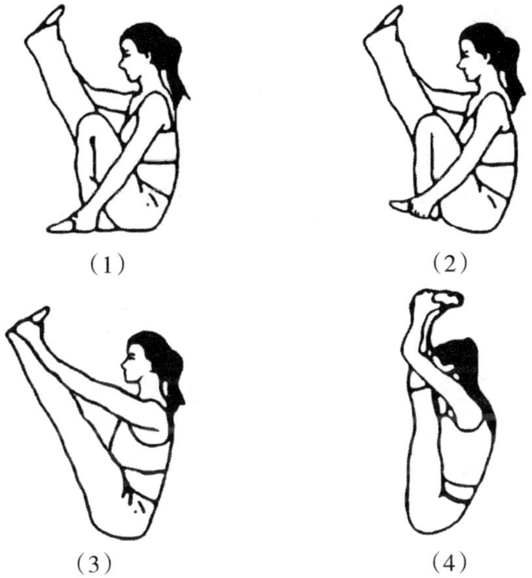
图 7-2-63

动作方法:

(1)坐立,腰背挺直,屈双膝,双手分别握住双脚掌,吸气,右腿向上伸直,重心移到臀部。

(2)呼气,左脚离开地面,用臀部保持平衡。自然呼吸 3~5 次。

(3)左脚向上伸直,呼气,双腿并拢尽量靠近上身,保持双腿和脊柱伸直。

(4)双腿靠紧上身及面部,自然呼吸 5~10 次,再慢慢放落双腿。

健身作用:

(1)使双腿得到完全的伸展,使大腿和小腿更加匀称。

(2)缓解背痛。

(3)防止疝气。

(4)强壮腹肌、背肌和腰肌,有修身效果。

(5)使心理更平静,注意力更集中。

(6)刺激肾上腺,强壮脊柱神经。

(7)有效按摩腹部器官,滋养内脏。

(8)刺激甲状腺,促进新陈代谢。

注意事项:

(1)坐骨神经痛患者慎做"V"字式。

(2)女性生理期避免做此式。

7.海狗式(图 7-2-64)

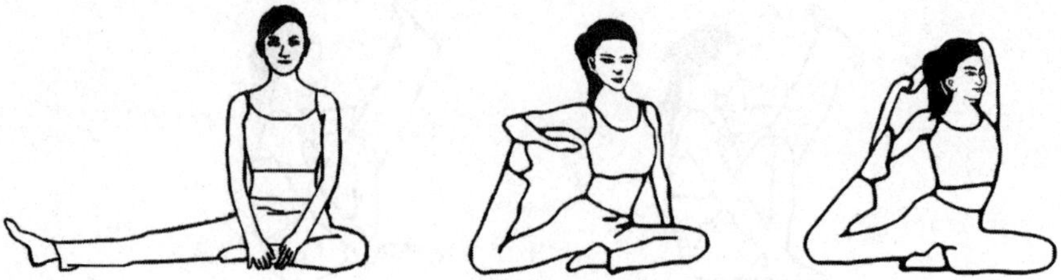

(1) (2) (3)

图 7-2-64

动作方法：

(1)脊背挺直坐好，双腿向前伸直，弯曲左膝，脚跟靠近会阴处，右腿移向右侧且膝盖伸直，调匀呼吸。

(2)身体向左微倾，左脚背贴地。弯曲右膝，右小腿向上竖起，脚背向外，右手手肘勾住右脚脚趾。

(3)慢慢将左手抬高，绕到头后，身体同时转向左侧，注视左前方，右脚趾用力压右肘，右小臂往上拉住左手，手指相扣。挺胸，把双臂往后拉，身体的拉伸感由腰部延伸到肩胛。保持 5~10 次呼吸后换方向重复练习。

健身作用：

(1)强化腿肌，防止其变形，也可防止臀部变形。

(2)健脾胃，活化胰腺功能。

(3)矫正腰椎异常。

(4)促进激素分泌。

注意事项：

海狗式是个比较难的动作，初练的人如果无法让两手相拉的话，可用瑜伽绳或毛巾辅助练习。

8. 神猴哈努曼式(图 7-2-65)

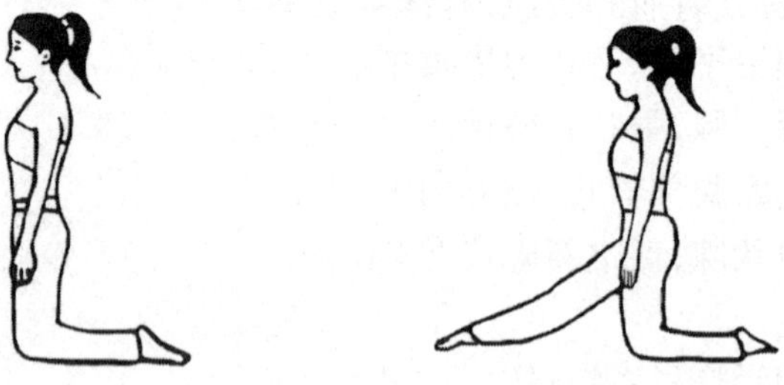

(1) (2)

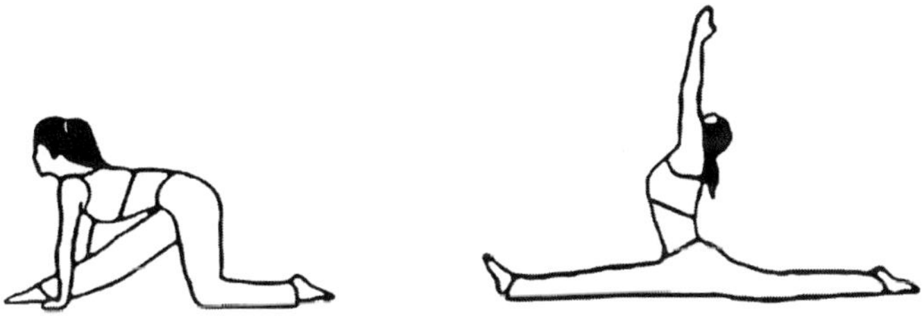

（3）　　　　　　　（4）

图 7-2-65

动作方法：

(1)双膝着地，跪在地面上，上身挺直，脚背着地，手掌贴在身体两侧。

(2)右腿向前伸直，右脚掌贴地，平放在身前地面上，左腿姿势保持不变。

(3)呼气，上身从腰部开始向前弯曲，手臂下垂，手掌放在右脚两侧，掌心向下，贴在地面上，目视前方。

(4)呼气，右腿向前滑动，同时，左脚也向后伸直，使骨盆贴地，右腿跟着地，左腿脚背贴地。双臂上举合十，挺起胸部，仰头目视上方。注意使上体保持在正中央。正常地呼吸，保持这个姿势 10 ~ 20 秒。然后两手放回地面上，交换两腿位置，重复练习。

健身作用：

(1)能充分发挥伸展双腿肌肉，预防并有效缓解坐骨神经痛和其他腿部疾患。

(2)促进小腿部、髋部的血液循环。

(3)孕妇练习，能使分娩更加顺利。

注意事项：

最开始时，也许只能做到第 3 步，不要勉强，随着练习次数的增多，就能将动作做标准，练习时避免过度用力拉伤肌肉。

9. 十字脊柱转体(图 7-2-66)

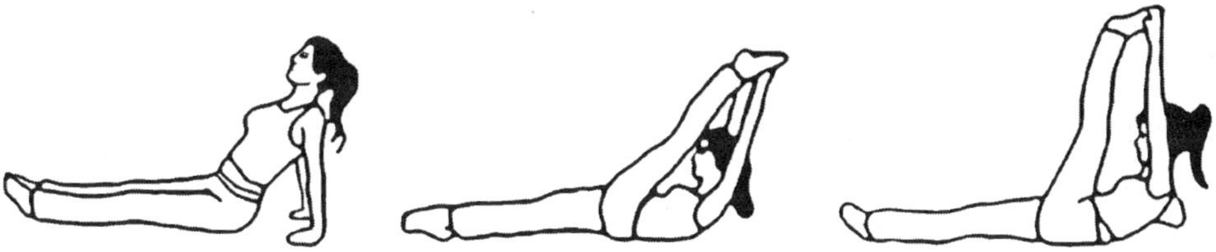

（1）　　　　　　（2）　　　　　　（3）

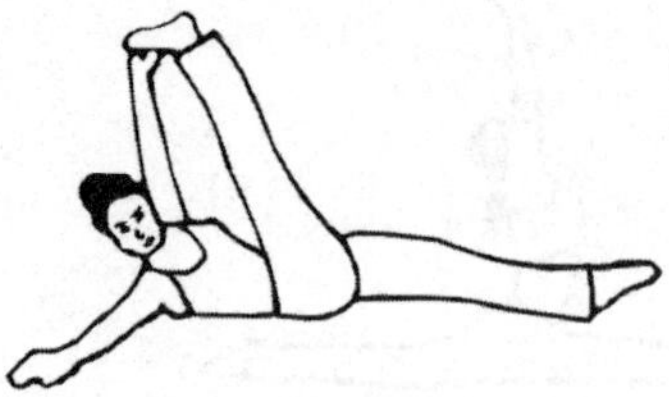

（4）

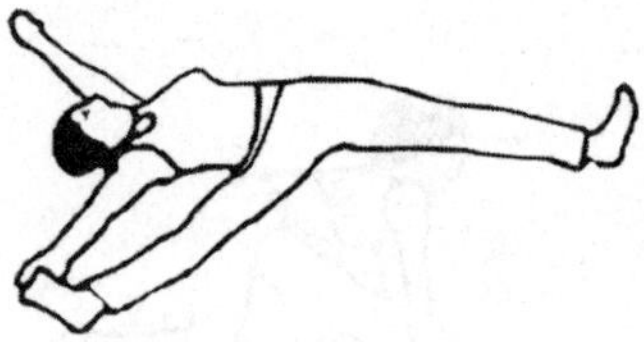

（5）

图 7-2-66

动作方法：

（1）基本坐姿，反肘支撑于地面，两腿并拢，抬头挺胸。

（2）吸气时双臂抓住左腿往额头外靠近，注意左腿伸直，最大限度地拉伸两腿的角度和幅度，并保持 20 秒。

（3）呼气时，将拉伸腿收回到与地面成 90°角。

然后重复动作（1）—（3），但方向相反。

（4）吸气时上身缓慢躺下，腿与手臂动作不变，尽量保持两腿绷直，右手臂向体侧平伸，保持 6～10 秒。

（5）右手抓住右脚趾向右侧转成 90°角，两臂平伸，头保持正位，眼睛向上看，保持 10～30 秒。

健身作用：

（1）可滋养、强壮腹部脏器。

（2）强壮脊柱功能，增强脊柱的韧性和弹性。

（3）有助于矫正脊椎错位以及其他脊柱功能失调问题。

（4）缓解腰疼，消除疲劳。

（5）可有效塑造背部和腿部线条。

（6）可有效减轻水肿。

（7）刺激甲状腺，促进新陈代谢。

（8）增强身体平衡能力。

注意事项：

（1）初学者练习时，手不必抓住脚趾，用两手抓住小腿后侧即可，或适当屈膝会使动作容易做很多。

（2）练习过程中要控制和配合好呼吸。

（3）在练习过程中动作一定要缓慢，意识集中在背部，体会身体的反应，若有背部疼痛感应立即停止练习。

10. 前弯开展变式(图 7-2-67)

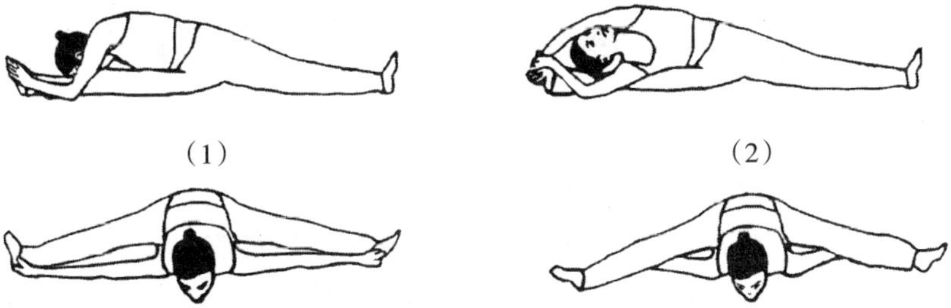

(1) (2) (3) (4)

图 7-2-67

动作方法:

(1)双腿分开坐立,呼气,将上半身向右腿压下去,左臂仍紧贴在地上。身体要放平直。保持此姿势 10 ~ 30 秒,深呼吸回到起始动作,另一侧做同样练习。

(2)从起始动作开始,向右方转动上半身,一边呼气一边往右腿压下去。两手抓住右脚,右手肘靠在右膝内侧的地板上。脸朝上,保持此姿势 10 ~ 30 秒,吸气,换身体另一侧练习。

(3)呼气,身体往前弯下,双手分别抓住两脚脚趾,慢慢地深呼吸,试着让额头着地。

(4)双腿分开坐立,膝盖微微向上抬起,双臂在两膝下穿过,两手贴地,掌心向下,手指朝后,膝盖慢慢伸直,让胸部着地。

健身作用:

(1)这组体位法能消除腰部赘肉,美化腰部。

(2)挤压腹内脏器,促进血液循环,消除腰背部的疲劳感。

注意事项:

如果身体条件允许,让下颌及整个胸部也着地,但一定要根据个人能力量力而行。

11. 鱼式变式(图 7-2-68)

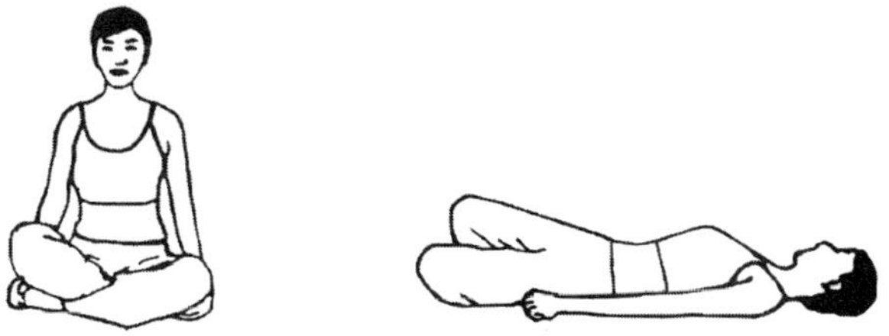

(1) (2)

(3) (4)

图 7-2-68

动作方法：

(1)—(2)以全莲花式坐好，吸气，双手握住对侧脚的脚趾。

(3)上身后仰，头顶触地，腰背部尽量上抬，双肘弯曲，触地，重心转移到手肘处。深呼吸，保持该动作 30～60 秒。

(4)松开脚趾，用两手扶腰，伸直两腿，保持该动作 30～60 秒。仰卧，休息一会，起身恢复莲花坐。交换两腿位置，重复这个练习。

健身作用：

此姿势能消除脑部疲劳，对缓解失眠非常有益，而且强化肺部功能，对气喘等呼吸系统疾病也有疗效。

注意事项：

甲亢、颈椎病人慎做此式。

(三)跪姿体位

1．卧英雄式(图 7-2-69)

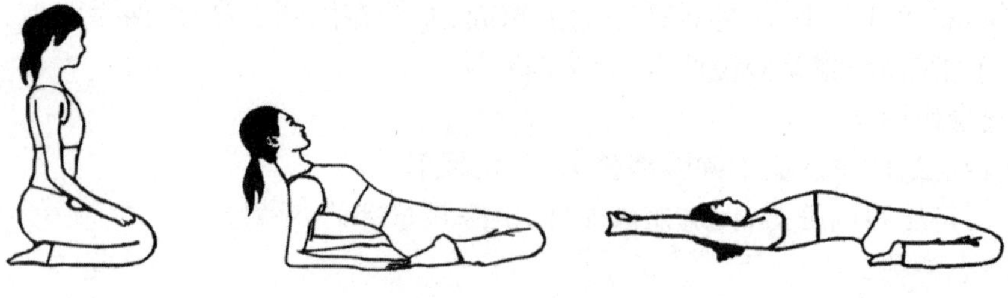

(1) (2) (3)

图 7-2-69

动作方法：

(1)跪坐地上，两膝并拢，两脚分开，臀部坐在两脚间的地板上，双手自然地放在双腿上，腰背挺直，目视前方。

(2)双手握拳，两支手肘落地，用双肘及前臂来支撑身体。慢慢弯下背部，上身躯干向后方仰，双膝靠在一起。

(3)把头放在地面，双手朝头顶上方伸展，十指交叉，手背对着头顶，尽量往上伸展，脊柱朝头部方向伸展。打开胸膛，整个躯干保持在正中位置，保持这个姿势。如感觉困难，可微微分开双膝。

健身作用：

（1）卧英雄式是个有效的放松姿势，能伸展和强壮腹部器官和骨盆区域。

（2）加强肝、胆、脾、胃各脏器。

（3）可以有效地缓解抑郁、疲劳和肌肉疼痛。

（4）身心疲惫、压力大或抑郁的人非常适合练习这个姿势。

（5）卧英雄式在睡前练习，能有效地改善失眠状况。

注意事项：

此姿势对大腿造成较大的拉力，初学者要视个人情况来伸展，不可勉强。

2. 榻式（图 7-2-70）

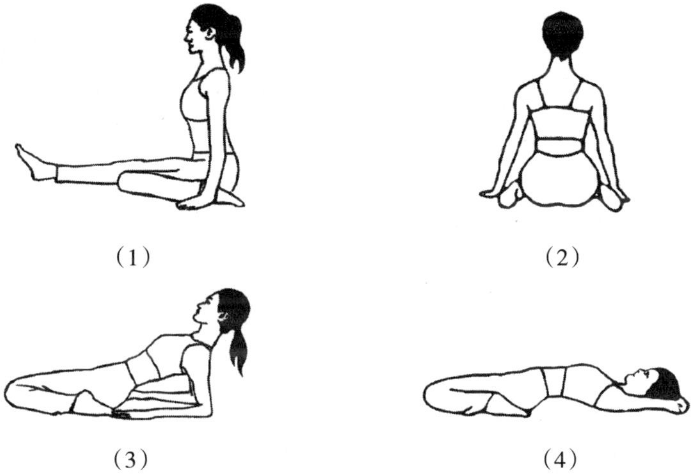

图 7-2-70

动作方法：

（1）坐立，双腿向前伸直，屈左膝，将左脚拉到左侧臀部的外侧。

（2）屈右膝，再将右脚拉向右侧臀部的外侧，使臀部坐在两脚之间的地板上。

（3）呼气，慢慢将躯干向后仰并放下，双肘弯曲撑地，以支撑躯干。

（4）上身继续向后仰，直至头部躺在地上，双臂向头上方伸直，弯曲手肘，双手抓住对侧手肘。背部尽量上抬。平静地呼吸，保持约 1 分钟。然后吸气，放下腰背部，放开双手，伸直双腿，仰卧放松。

健身作用：

这个姿势可以帮助调整甲状腺或副甲状腺功能，使颈部肌肉得到伸展，两腿、两踝肌肉得到增强，腹部器官得到按摩，肺部也得到滋养。

注意事项：

饭后不宜立即练这个姿势，腹部做过手术的人慎做。

3. 云雀式(图 7-2-71)

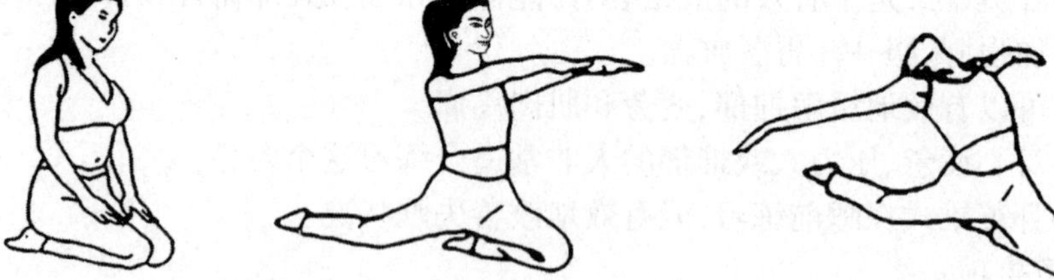

(1) (2) (3)

图 7-2-71

动作方法:

(1)跪坐,臀部坐在脚跟上,双手自然地放在两大腿上,腰背挺直,目视前方。

(2)右腿向正后方伸展,膝盖以下贴地,脚心向上,把髋部摆正,边吸气边把上身挺直,与地面平行。

(3)呼气,把双臂向左右展开,上身后仰,同时把臂再向后方伸直,挺胸。保持该动作 30~40 秒。变换左右腿轮流进行。

健身作用:

该姿势能刺激位于大腿根部的对女性健康极为重要的淋巴——耻骨淋巴,对虚冷以及便秘、更年期障碍、肩酸非常有效。

注意事项:

双臂打开的幅度一定要大,因为这样能对乳腺起到按摩作用,对缓解妇科疾病更有明显的功效。

4. 新月式(图 7-2-72)

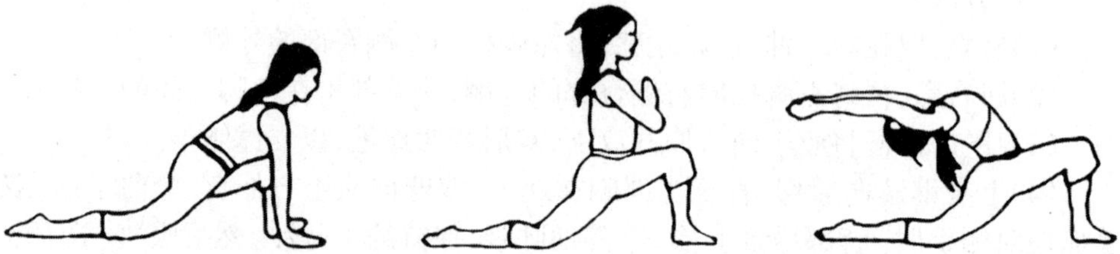

(1) (2) (3)

图 7-2-72

动作方法:

(1)跪坐,臀部坐在两脚跟上,右腿向前跨一步,双臂下垂,双手放在右脚两侧,左腿向后伸展,小腿前侧贴地,脚心向上。

(2)上身抬起,双手在胸前合十,腰背挺直。

(3)手臂沿耳际向后伸直,身体跟着后弯,双手保持合十状。尽量长时间地保持此姿势不动,然后收回,换身体另一侧做同样的练习。

健身作用:

(1)能灵活肩关节,按摩肩、颈、背部肌肉群,缓解肩背酸痛。

(2)可强壮和伸展全身骨骼肌肉。

(3)按摩脊柱及其周围的神经系统,保养肾脏和肾上腺。

(4)增加人的平衡感及专注力。

注意事项:

(1)后仰的动作要缓慢且柔和,以腰背不觉得疼痛为度。

(2)颈椎病患者练习此动作时不要低头,也不要过度拉伸,以免加重病情。

5. 狮子第二式(图 7-2-73)

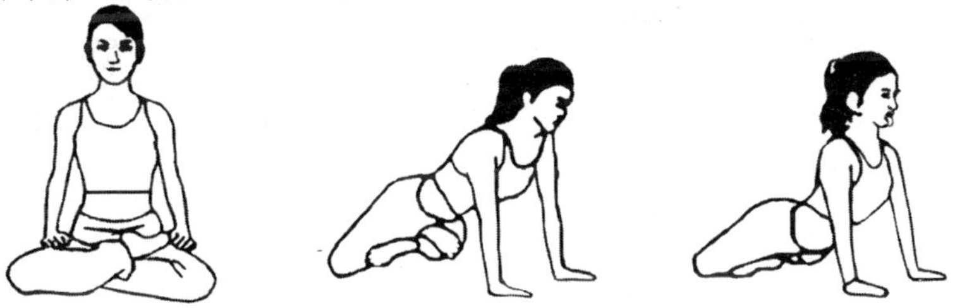

(1) (2) (3)

图 7-2-73

动作方法:

(1)以莲花坐姿坐下。

(2)身体前倾,双臂撑地,手指向前,两膝接触地面。

(3)收缩臀部肌肉,伸展背部,把骨盆向下推。口尽量张大,收缩喉部肌肉,把舌头尽量伸向下巴处。两眼尽量睁大,注视眉心。用口呼吸,保持 20 ~ 30 秒。恢复莲花坐姿势,放松休息。

健身作用:

(1)增加喉部舌根的血液循环,有助于治疗呼吸道疾病。

(2)使身体、盆骨、腿部放松,消除脊椎疼痛。

(3)保护卵巢,促进子宫血液循环。

注意事项:

(1)腿、膝或脚有伤的人避免采用莲花坐姿。

(2)女性经期时不要练习此式。

(3)练习时将意识集中在眉心。

6. 顶峰式变式(图 7-2-74)

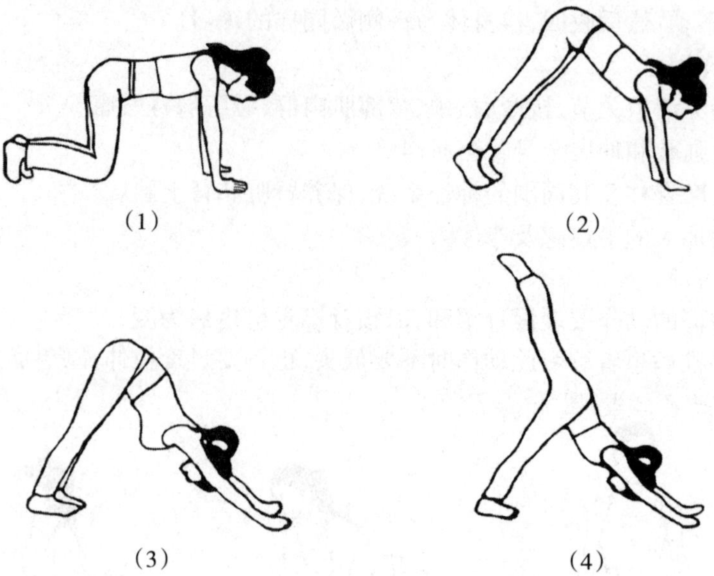

图 7-2-74

动作方法：

(1)跪在地上，脚心向上。俯前，挺直腰背，躯干与地面平行。两膝打开与臀部同宽，大、小腿撑 90°角。手掌撑地，指尖向前，双手与肩同宽。

(2)呼气，提起臀部，脚尖撑地，双脚蹬地，膝盖稍稍弯曲。收腹、腰背挺直，肩和胸部向脚的方向推。

(3)双腿伸直，脚跟压住地面，尽量挺直腰背，令臀部伸至最高点，形成倒“V字，自然呼吸。

(4)吸气，慢慢向上伸右腿，收紧臀部肌肉，保持片刻，还原后，换左腿做。然后恢复到起始动作。

健身作用：

(1)消除疲劳及精神紧张，令头脑恢复清晰。

(2)充分伸展脊椎，增加柔韧度，减轻腰痛。

(3)充分伸展双脚，消除脚部疲劳，

(4)增加腿部后侧肌肉柔韧度。

(5)背部及肩部得到伸展，消除肩部酸痛及肩关节炎。

注意事项：

患有高血压及眩晕症者、手腕受伤或头痛慎做此式。

(四)卧姿体位

1. 蝗虫式(图 7-2-75)

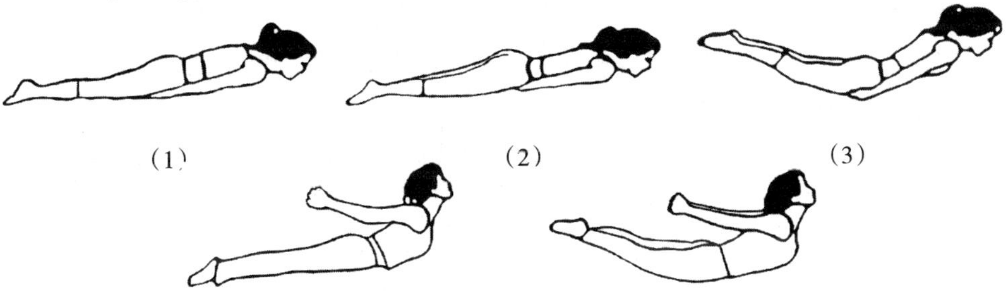

(1)　(2)　(3)

(4)　(5)

图 7-2-75

动作方法:

(1)俯卧,下颚触地,双臂伸直放于体测,收紧大腿肌肉。

(2)保持(1)式,将双手置于胯前。

(3)吸气,抬起双腿,膝盖绷直,右腿紧贴地面。保持该姿势并屏气 5 秒,然后呼气,把双腿放下。

(4)做 3 次深呼吸调整,双手在体后交叉相握上抬。

(5)吸气,把两腿尽量抬高。保持该姿势 5 秒,然后自然呼吸,慢慢增加到 30 秒。放下腿,重复练习 2～5 次,恢复到俯卧姿势,放松。

健身作用:

(1)此姿势对颈及肩部肌肉有很好的放松作用。

(2)能强化手臂及背肌。

(3)其中的抬腿动作,对腹部也能起到较好的按摩作用,有助于强化肠道及腹壁功能,促进消化。

注意事项:

蝗虫式会对腹部造成压力,怀孕期间不可以练习。

2. 眼镜蛇扭动式(图 7-2-76)

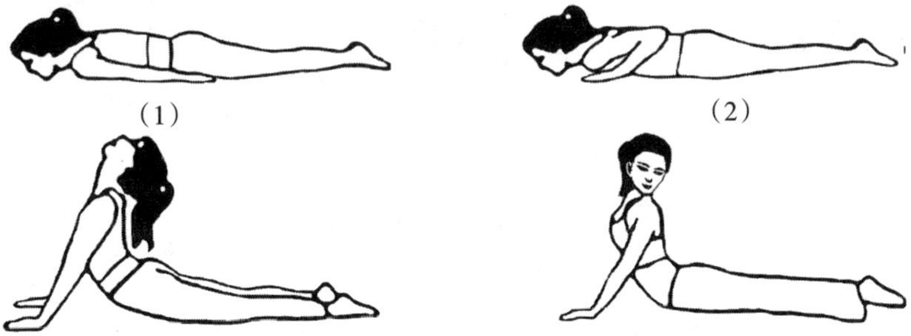

(1)　(2)

(3)　(4)

图 7-2-76

动作方法：

(1)俯卧，双腿伸直并拢，手掌平放在身体两侧的地板上，掌心向上，下额触地。

(2)屈肘，手掌置于胸腔两侧，掌心向下压在地板上，指尖指向前方，准备像眼镜蛇一样升起上半身。

(3)吸气，手臂慢慢伸直，撑起上身离开地面，头部后仰，带动脊椎向上伸展。

(4)手臂不动，把头转向左方，眼睛注视左脚跟，保持这个姿势 10 秒。然后，把头转向右方，双眼注视右脚的脚跟，再注视左脚的脚跟，反复练习此动作。

健身作用：

(1)这个姿势能促进血液循环，脊椎神经和血管因获得了额外的血液供应而受益。

(2)腺体的活动得到平衡。

(3)刺激腹部脏器，增强消化功能，改善便秘、月经不调等症状。

(4)此姿势还可以紧实臀部肌肉、健胸、消除颈部皱纹，塑造优美线条。

(5)改善坐骨神经、气喘等症。

(6)减少肾脏中的结石等沉积物。

注意事项：

(1)做这个动作时如果过分用双臂力量来提升身体会令背部受伤。

(2)切记每次只动一节脊椎，慢慢做整个练习。

(3)患甲状腺机能亢进、肠结核、胃溃疡、疝气的人和怀孕的女性不要做这个动作。

3. 犁式变式(图 7-2-77)

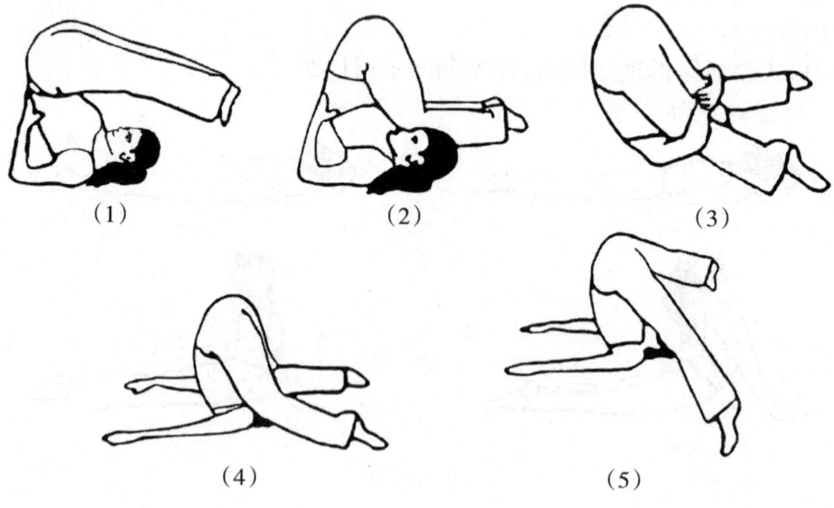

(1) (2) (3) (4) (5)

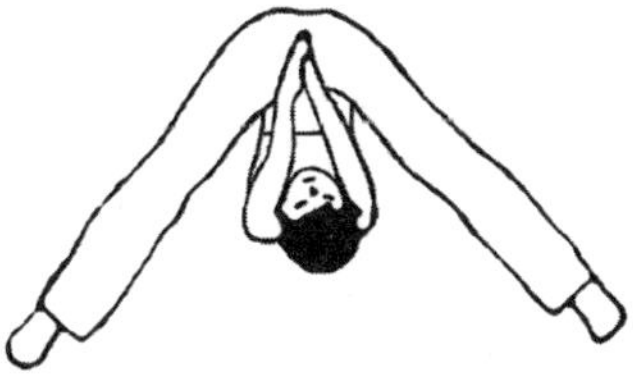

（6）

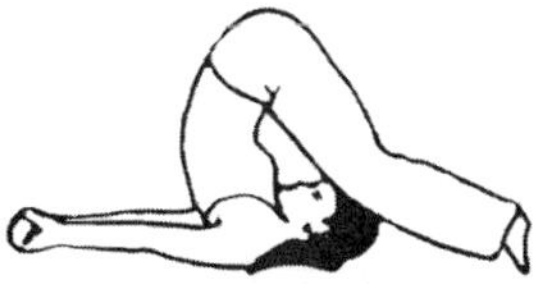

（7）

图 7-2-77

动作方法：

(1)从犁式基本动作开始。

(2)两膝弯曲靠向右肩,先试着持续 10 秒,然后慢慢增加到 1 分钟。接着两腿伸直,换相反方向进行练习,最后回到中央位置。

(3)延续犁式的基本动作,两膝弯曲分别紧靠耳朵两侧。手臂环抱膝盖,先试着持续 10 秒钟以上,然后逐步增加到 1 分钟。

(4)延续上个动作,将双臂向身后方伸直,掌心贴地。

(5)延续变式 3 的动作,将腿伸直,两脚尽量往左右两侧拉开,手仍然放在地上不动,保持此动作 10～30 秒。注意腿一定要直,臀部尽量往头顶伸展。

(6)延续“两脚分开”动作,双脚脚尖仍然着地,把肘在胸前上举,合十。先试着保持 10 秒钟,然后渐渐增加到 1 分钟。

(7)延续“合掌”动作,两腿并拢,膝盖弯曲,与头顶相触,双脚放在头顶前方。双手在背后伸直,十指交叉,掌心朝向背部。

健身作用：

(1)以上这些动作能大大增加身体的柔软度。

(2)背、肩膀及手臂肌肉也能获得伸展及强化。

注意事项：

(1)如果尚未练好犁式,请不要进行这部分练习。

(2)女性生理期避免做此式。

(3)患有坐骨神经痛、腹泻、消化性溃疡、哮喘者,慎做此式。

4. 桥式变式 1(图 7-2-78)

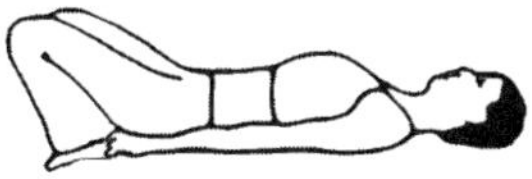

（1）

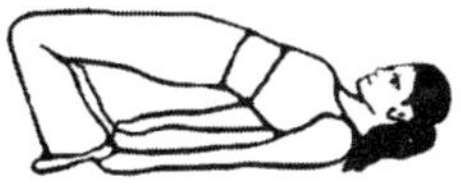

（2）

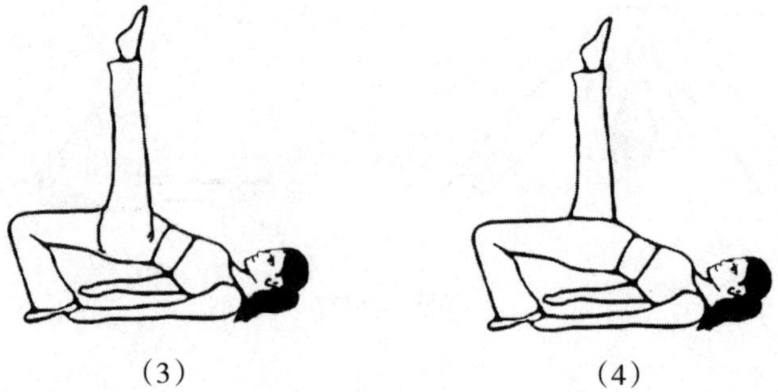

图 7-2-78

动作方法：

(1)仰卧，两手放于体侧，手心向上，屈双膝，两脚跟紧靠臀部。

(2)吸气，收紧腹肌、臀肌，将臀部及背部抬离地面。

(3)呼气，向上伸直左腿，自然呼吸数秒。呼气，背部还原回到地面，放松全身，自然呼吸两次。

(4)呼气，两手心放于体侧，向上伸直右腿，自然呼吸数秒。呼气还原放松全身，自然呼吸。

健身作用：

收紧臀肌，臀部重心上移，修饰臀部线条。

注意事项：

注意呼吸与动作的配合，不要憋气进行练习。

5. 桥式变式 2(图 7-2-79)

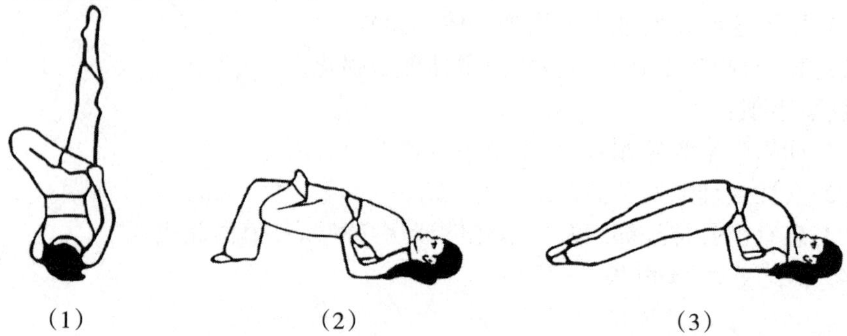

图 7-2-79

动作方法：

(1)仰卧，双腿伸直并拢，用双腿带动腰背部向上抬起，直至与地面垂直，弯左膝并把脚放在右大腿上。如果需要，可以用手来搬脚，将左脚压得越低越好。

(2)双手撑住腰部，弯右膝，慢慢将右脚放到地上，腰背部尽量抬高，保持不动。吸气，恢复到第一个动作，慢慢把左腿伸直，换右腿进行相同动作。

(3)延续桥式基本式的动作，将两腿紧紧并拢。待身体稳定后，将膝盖慢慢伸直，脚尖着地，注意此时臀部仍要抬高。

健身作用：

与桥式基本式相比，本式的变化虽然简单，却是精华所在，能增加体力及身体的柔软度，并能够提升专注力。

注意事项：

在臀部与手腕没有足够力量撑起身体前，请不要做这两个变化式。

6. 弓式(图 7-2-80)

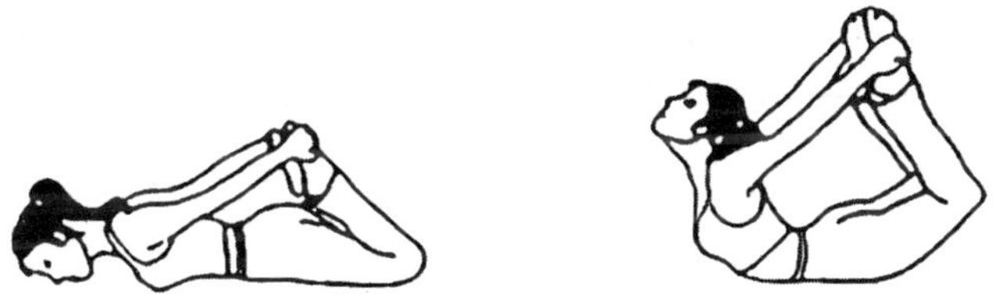

(1)　　　(2)

图 7-2-80

动作方法：

(1)俯卧，双臂在体侧平放，掌心向上，腿、脚全都并拢，屈膝，将两小腿尽量向臀部收，两手抓住两脚或脚踝，下颌触地。

(2)吸气，尽量翘起上身，背部成凹拱形，头部向后仰，同时用手把双腿往上拉，尽量把双膝举高，保持这个姿势 5～10 秒。

健身作用：

(1)弓式能刺激和增强各内分泌腺体，对与怀孕有关的脏器与掌管激素分泌的神经有很好的调理作用，可以改善不孕症。

(2)能够减少腰部脂肪。

(3)有效强化脊椎和肩、背部肌肉。

(4)有效按摩腹部器官，改善消化系统。

注意事项：

(1)患有甲状腺肿大或活动亢盛的人，不要练习这个姿势。

(2)由于练此式时脊柱受到一定程度的挤压，因此，患有脊椎错位的人应向医生咨询后再决定是否适宜做弓式。

(3)患有疝气、胃溃疡或肠结核症者也应先征询医生意见，不要盲目做这个姿势。

7. 仰卧手抓脚伸展式(图 7-2-81)

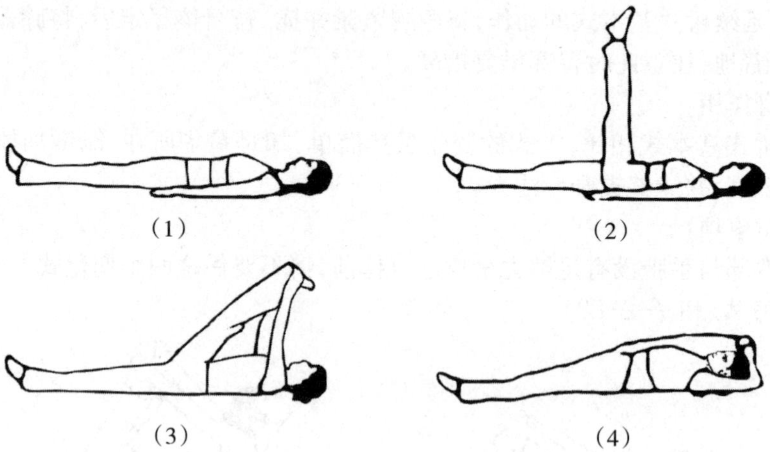

图 7-2-81

动作方法:

(1)仰卧,双腿并拢伸直。手臂伸直,放于身体两侧,掌心朝下。

(2)吸气,抬右腿,与地面垂直,左腿、背部、双臂及头部紧贴地面。

(3)呼气,双手握住右脚脚踝,将右腿拉近上身,保持自然呼吸 20 秒。

(4)继续呼气,将右腿尽量拉近头下侧的地板,保持 20 秒钟。换另一侧做同样的练习。

健身作用:

此动作会使臀部及腿肌肉得到充分的伸展,促进腿部和臀部的血液循环,使神经恢复活力,对坐骨神经痛和腿部麻痹患者十分有益。

注意事项:

左腿应紧贴在地面上。

8. 轮式(图 7-2-82)

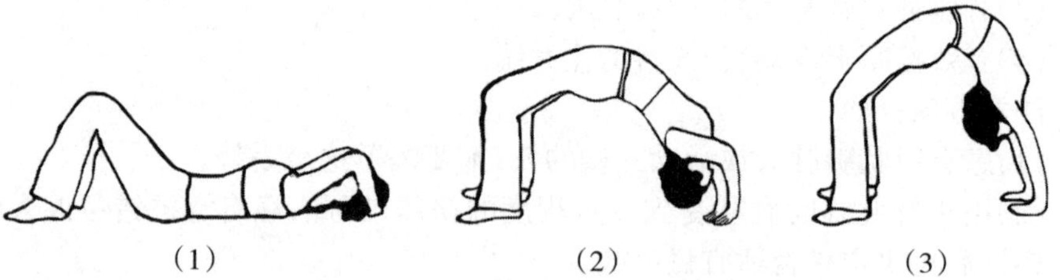

图 7-2-82

动作方法:

(1)仰卧、屈膝,双脚打开,略宽于肩,手掌放在头部两侧,掌心贴地,手指尖指向肩部。

(2)吸气,把腰向正上方抬高,头顶着地,用手臂、头部和双脚支撑身体。

(3)调整呼吸,伸直手臂,腰抬得更高,目视地板,把脚尽量移近头,保持该动作 5 次呼吸,可以踮起脚尖。

健身作用:

(1)按摩腹部,缓和便秘和胀气,缓解腰部疼痛和肩颈僵硬。

(2)消除疲劳,使脊椎富有弹性,活络全身血液循环。

注意事项:

(1)做这个姿势的时候,可将注意力集中在抬高的腹部上,以手压在地板上抬高身体,来达到动作的要求。

(2)高血压、心脏病患者不要做此式。

(五)平衡体位

1. 战士第三式(图 7-2-83)

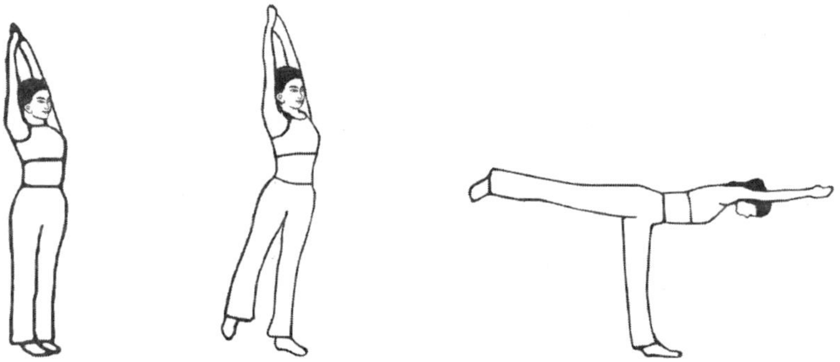

(1) (2) (3)

图 7-2-83

动作方法:

(1)站立,双手合十,高举过头,双臂在耳后夹紧并尽力向上伸展。

(2)大腿往后跨一步,脚尖点地。

(3)右腿向上抬起,同时吸气收腹,以腰部为中心,上身前倾,一边伸直左腿,一边压低上身,手臂向头前方伸直,手臂,右腿和身体形成一条直线。保持这个姿势 10 ~ 20 秒,换左腿做同样的练习。

健身作用:

(1)可以有效改善脊椎不适。

(2)改善胃部不适及轻微头晕。

(3)增强平衡力,提高注意力。

(4)扩展胸腹,刺激生殖系统和泌尿系统,促进性激素的分泌,增进性能力。

注意事项：

初学者应在完成简单的平衡动作后再练习战士第三式。

2. 乌鸦式(图 7-2-84)

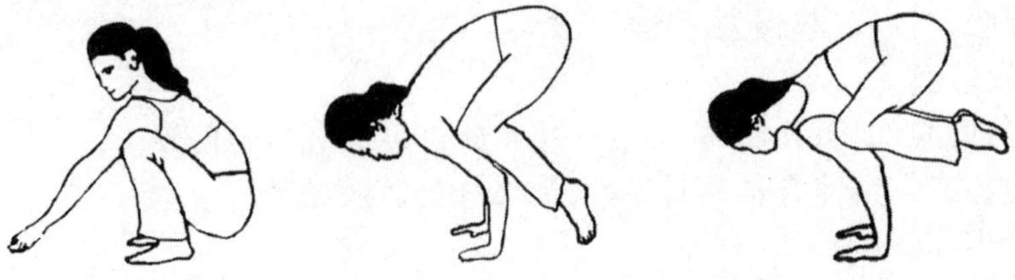

（1） （2） （3）

图 7-2-84

动作方法：

(1)蹲下，两脚略微分开，脚心平贴于地上，两臂置于两膝中间。

(2)手掌触地，手肘弯曲，臀部抬起，膝盖紧贴在大腿的后侧，脚掌抬起，脚尖点地。

(3)将全身重量全部转移到手臂上，两脚慢慢离地，如果觉得动态困难，可以先抬一只脚，再抬另一只脚。深呼吸，保持此姿势 10 ~ 30 秒。然后放下双脚，充分放松。

健身作用：

(1)乌鸦式是促进身心达到平衡的极佳动作，能提高身体的协调性与平衡感，对提升专注力也很有效果。

(2)能加强手部、腕部、臂部的力量。

注意事项：

高血压及血栓患者不宜练习此动作。

3. 舞蹈式(图 7-2-85)

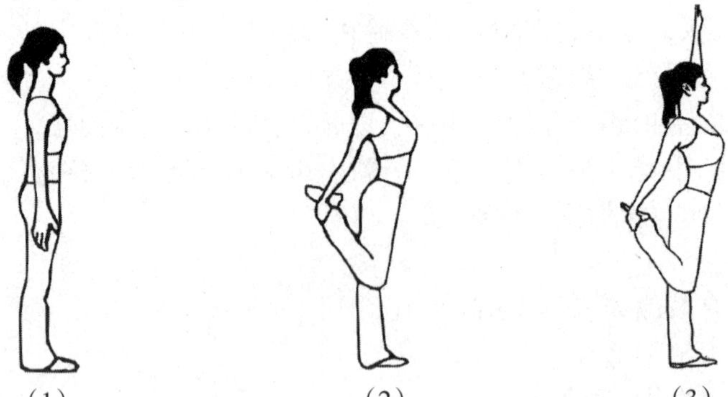

（1） （2） （3）

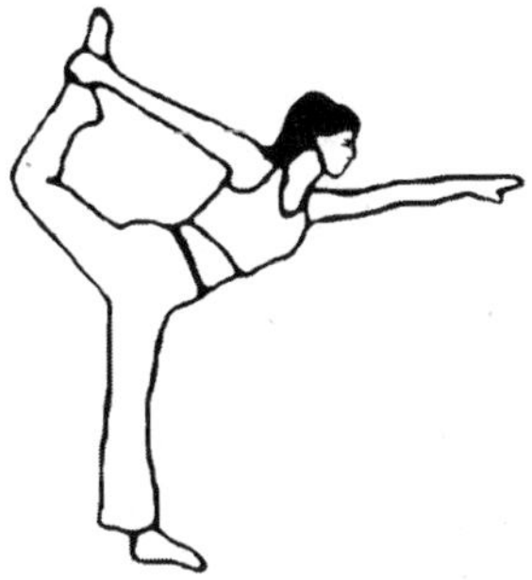

（4）　　　　（5）

图 7-2-85

动作方法：

(1)站立,双腿并拢,腰背挺直,双臂自然放在身体两侧。

(2)弯曲右膝,右手抓住脚背,大腿垂直地面。

(3)左臂延耳际向上伸直。

(4)边呼气边把上身向前倾,抬高臀部并把右脚抬高。左臂和地面平行,脸向正面直视前方,保持五次呼吸。

(5)如果身体柔软度足够的话,可以把右脚尽量抬高至脚尖高过头部。左右腿轮流做上述练习。

健身作用：

(1)此式具有提臀作用,也能矫正肩部的歪斜。

(2)能强化脚踝、膝盖、髋关节,预防骨质疏松症、扭伤及骨折。

注意事项：

(1)眼睛直视前方的时候,如果左顾右盼,注意力就会分散,从而失去平衡。

(2)单腿站立直视前方的时候,眼睛要凝视一点以集中注意力,保持平衡。

4. 举手抓大脚式(图 7-2-86)

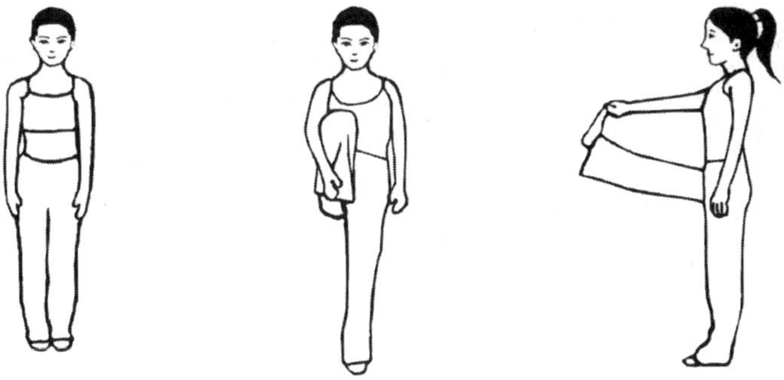

（1）　　　　（2）　　　　（3）

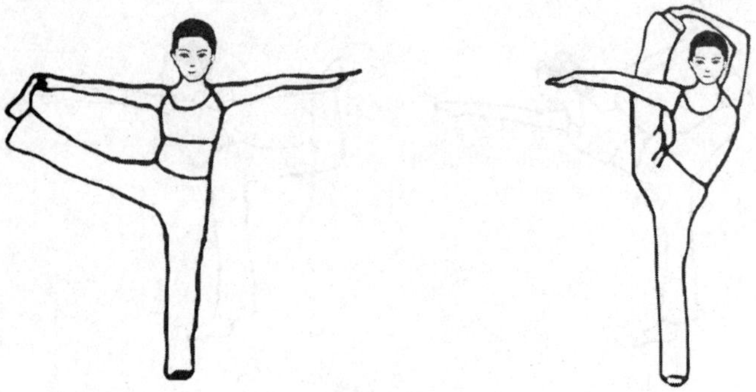

（4）　　　　　　　　　　（5）

图 7–2–86

动作方法

(1)站立,两腿并拢,双手放在身体两侧,放松全身,目视前方。

(2)弯屈右膝,用右手的食指和中指握住右脚大脚趾。

(3)吸气,右腿向前伸直,重心转移到左腿,腰背挺直。

(4)将右腿向身体右侧打开,左臂抬起与右臂齐平,尽量与地面保持平行,右腿不能弯曲,保持自然呼吸。

(5)呼气,将右腿向上拉伸,交由左手抓住右脚。右臂在右腿前面向侧面平伸,与地面平行。将右腿放下,换另一侧身体做同样的练习。

健身作用:

此式可以使腿部肌肉更强壮,并可以加强手臂力量,拉伸腿内侧韧带,增强专注力,也能增强身体平衡力。

注意事项:

在做此动作过程中,要目视前方,目光最好固定在前方某一点。

5. 秋千式(图 7–2–87)

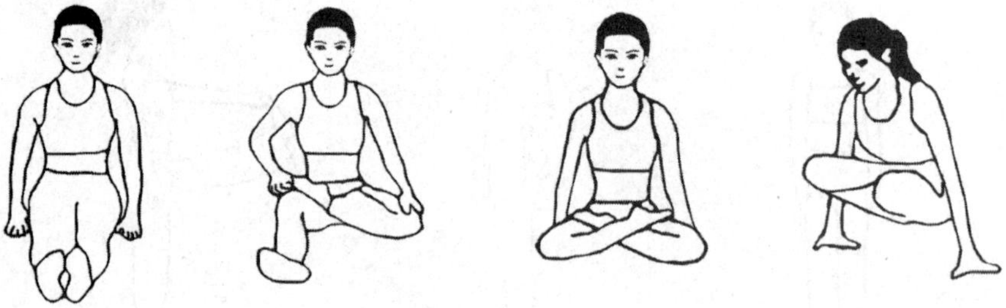

（1）　　　　（2）　　　　（3）　　　　（4）

图 7–2–87

动作方法：

(1)长坐，双腿向前伸直，双脚并拢，双手平放身体两侧，掌心贴地，目视前方。

(2)屈左膝，将左脚放在右大脚跟处，脚心向上。左手握左膝，右手抓左脚趾.

(3)屈右膝，右腿放左大腿跟处，脚心向上，完成莲花坐姿，双手放双腿旁。

(4)双手撑起身体，前后晃动，感觉就像在荡秋千。重复数次后，将身体放下，充分休息。

健身作用：

此动作可强壮手臂、手腕的肌肉力量，增强平衡感，锻炼骨盆区域的肌肉。

注意事项：

意识集中在呼吸上，手臂分开的宽度应略大于膝关节的宽度，否则不易前后摇晃。

6. 鹰式(图 7-2-88)

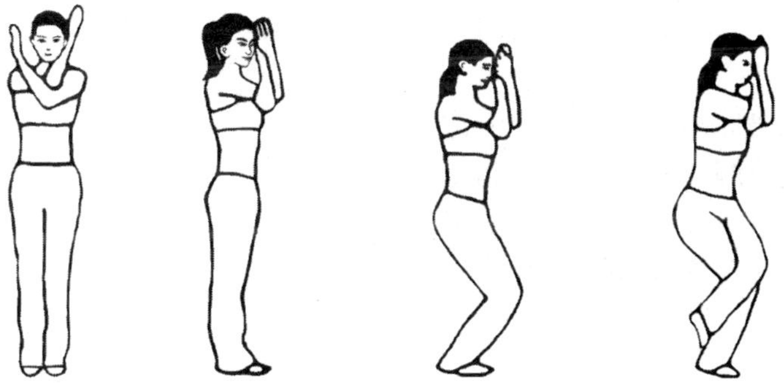

(1)　(2)　(3)　(4)

图 7-2-88

动作方法：

(1)基本站立，双臂向前伸直，右臂置于左臂上，两手肘紧贴在一起，弯曲，小臂尽量与地面垂直。

(2)左小臂向左移动，右小臂向右移动，使两手掌合在一起。

(3)上身姿势不变，将双膝微曲。

(4)抬起左腿置于右腿上，双腿缠绕在一起，保持深长的呼吸，屈膝，目视前方，保持身体的平衡。呼气，起身放开手腿，换另一侧做同样的动作。

健身作用：

不仅能紧实腿部肌肉，也能修饰手臂，还可以提高平衡感。

注意事项：

练习过程中，双手尽量合在一起，体会上臂肌肉被拉长的感觉。

7. 侧撑式 3（图 7-2-89）

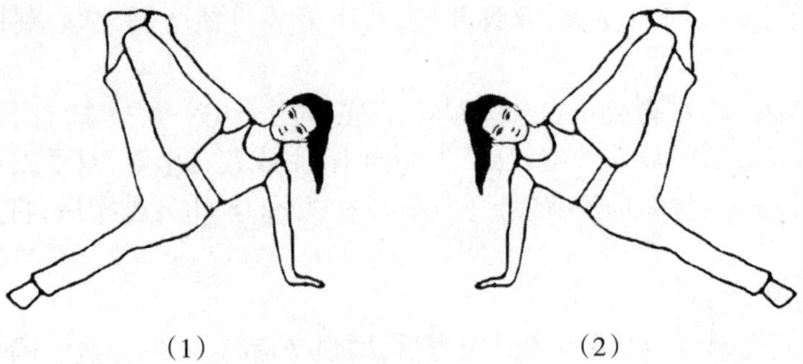

图 7-2-89

动作方法：

(1)吸气，侧撑。呼气，慢慢向上伸起左腿，尽量用左手抓住左脚尖，保持30～60 秒，自然呼吸。

(2)呼气，左脚尖离开左手慢慢放下，换右侧做同样的练习。

健身作用：

(1)增强身体的平衡感，提高专注力。

(2)强化手腕、脚踝及手臂的力量。

(3)有效减少腰侧多余脂肪，加强腰侧肌的力量。

(4)缓解颈部疼痛，使颈部肌肉更有力。

(5)强壮背部肌肉，减少腰痛问题。

注意事项：

(1)若有手腕、手肘或肩部受伤者，请勿做此式。

(2)双臂与肩成一直线。

(六)倒立体位

1. 头倒立式(图 7-2-90)

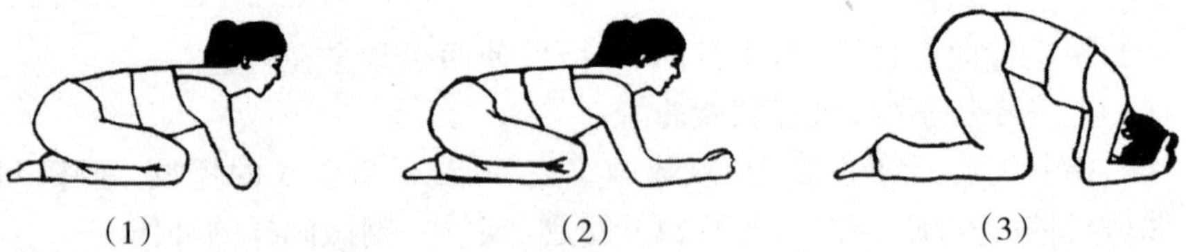

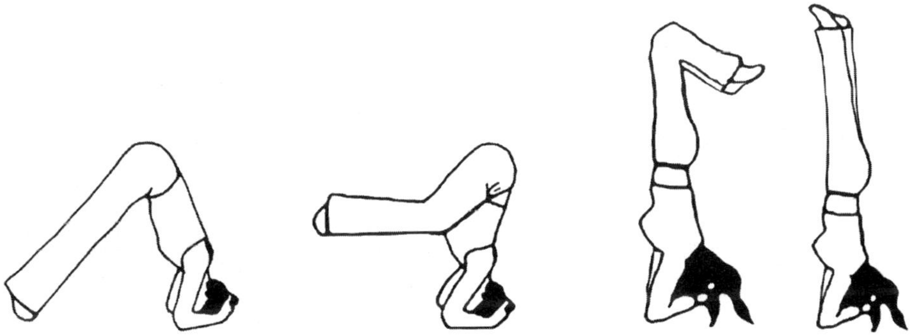

(4) (5) (6) (7)

图 7-2-90

动作方法：

(1)臀部坐在脚跟上，上身前屈，手臂互相环抱，让手肘撑在地面上。

(2)肘关节不动，双手放在地上，然后握在一起。

(3)臀部上抬，整个身体前倾，大腿与地面垂直，头要顶到掌心。

(4)头和手臂固定不动，将膝盖伸直，脚跟抬起，臀部推高，全身呈倒 V 字形。

(5)双脚慢慢抬起，头部和手肘不动。双腿抬起后，将膝盖弯曲，大腿贴近胸部，以保持稳定。

(6)待双腿稳定后，将双腿慢慢抬高，直至头部、背部和大腿呈一条直线为止，膝盖仍需保持弯曲。

(7)最后慢慢将膝盖绷直，两脚伸向天花板。先试着保持此姿势 30 秒以上，然后再逐步延长时间。全身力量一定要放在手肘上。若感觉疲劳，打算结束动作时，先弯下膝盖，再把臀部放下，接着把双脚放回地上，让臀部坐在脚跟上，恢复到第一步动作，充分放松。

健身作用：

(1)倒立姿势可让静脉血回流到心脏，让心脏运作更轻松。

(2)增加脑部供血，让脑细胞更有活力。

(3)增强平衡力。

(4)有效消除紧张情绪。

注意事项：

(1)有高血压、怀孕 4 个月以上、患有眩晕、眼疾和颈部扭伤者，不要做此式。

(2)女性生理期避免做此式。

2.肩倒立式(图 7-2-91)

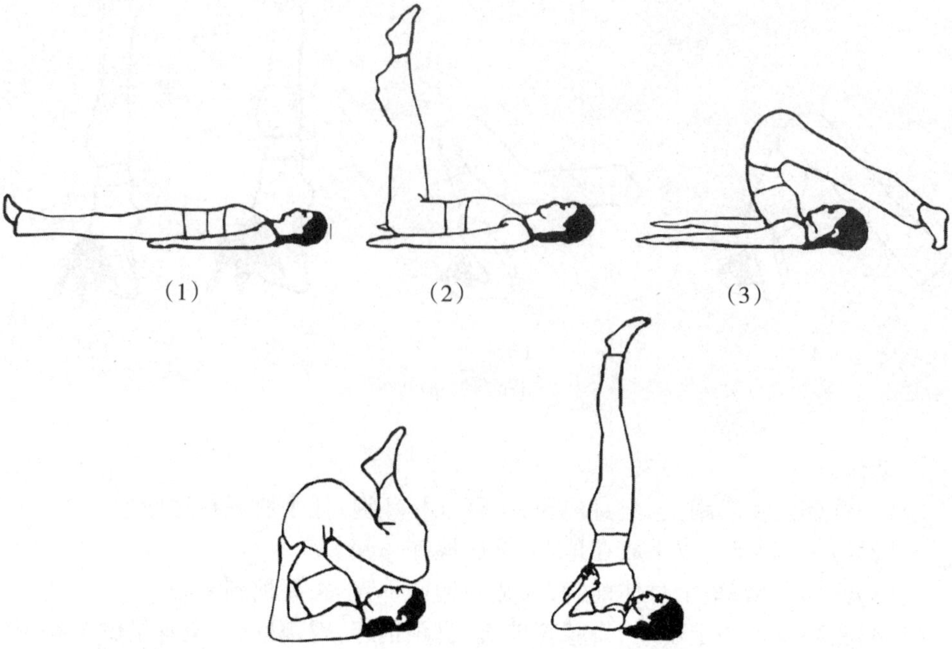

(1) (2) (3) (4) (5)

图 7-2-91

动作方法:

(1)仰卧,两臂平放在身体两侧,掌心向下。

(2)两臂轻轻向下按,慢慢将腿举起离开地面,直至与地面垂直。

(3)抬起髋部,将腿向上方伸展,脚尖着地,膝盖绷直。

(4)双手扶住腰部,将双脚收回,屈膝,脚尖朝上。

(5)腰部用力,边吸气边将双腿向上伸展,直至身体与地面垂直。

健身作用:

(1)该体位法能令血液流向肩部及头部,进而促进头部及肩部的血液循环,改善肩膀僵硬,面色不佳的状态。

(2)常练此体位法还能有效缓解肩酸。

(3)有效消除紧张情绪。

注意事项:

(1)患有高血压者不宜练习倒立姿势,女性在生理期不要练习此式。

(2)练习中保持轻松呼吸。

3. 鹤式(图 7-2-92)

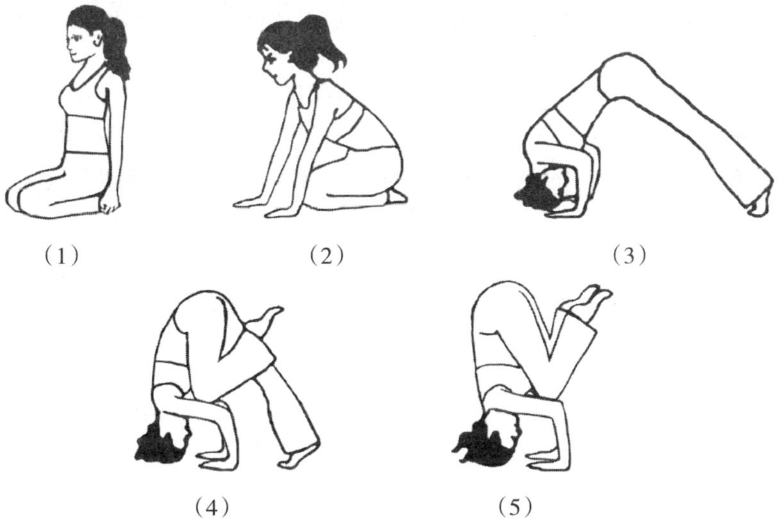

图 7-2-92

动作方法:

(1)跪坐,臀部坐在脚跟上,腰背挺直,双臂自然放在身体两侧。

(2)上身前屈,双手触地,指尖指向正前方。

(3)抬高臀部,双脚用力向后蹬,双膝伸直,双臂在头部前方伸展,上身下压,头置于两臂中间。

(4)吸气,脚跟抬起,脚尖点地,手肘弯曲,头顶触地,双手置于头部两侧。

(5)呼气,慢慢将双脚抬离地面,双腿曲膝向胸部靠拢,膝部支撑于肘部,保持该动作 10~30 秒。

健身作用:

(1)可以紧实手臂及颈部肌肉,改善脸部的血液循环,滋养头皮及面部肌肤。

(2)有效锻炼稳定性和平衡感。

(3)可以消除紧张情绪。

(4)让大脑恢复活力。

注意事项:

(1)用位于头部的百穴点地而非额头点地。

(2)在练习过程中,颈部需承受很大的力,一定要避免颈部受伤。

(3)女性在生理期避免做此式。

第三节 满足不同健身需求的瑜伽体位练习方案

在根据各自不同健身目的或需求选择瑜伽体位练习方案进行练习时，首先要遵循瑜伽科学练习原则和要求，以及瑜伽体位练习要求。至于每个方案中的体位动作选择，要依据各自的身体素质水平、瑜伽练习基础和身体情况，从中选择适合自己能力的动作。每次练习可选择 3～8 个动作，每个动作重复 2～5 次，持之以恒坚持下来，可以达成自己的目的或满足自己的需求。至于方案中的瑜伽动作方法、健身作用以及注意事项未予以说明的请参阅第五章至第七章相关内容。

一、消除亚健康瑜伽体位练习方案

世界卫生组织指出，21 世纪威胁人类健康的“头号杀手”就是“生活方式病”，即所谓的“亚健康”。关于亚健康，目前普遍认为“身体虚弱就是亚健康，表现为身体活动能力下降，时感疲劳、失眠、心情压抑及社交障碍等”。人类步入现代文明社会以来，由于社会竞争压力、环境因素的急剧改变，不良个人行为和生活方式（吸烟、酗酒和久坐行为）的出现，以及许多慢性退行性疾病的挑战，都会促使个体产生身体、心理和精神方面的功能障碍，并由此造成机体始终处于一种不良的状态中。世界卫生组织建议，改善亚健康状态最积极有效的手段就是改变个体不良行为、倡导健康生活方式。而古老的瑜伽能在现代社会风靡起来，正是因其倡导健康的生活方式契合了现代人的需求。我们可以通过有针对性的瑜伽体位练习来把握自我，达到身心合一，并且借鉴瑜伽良好的饮食习惯和生活习惯，也是消除亚健康状况的有效手段之一。

（一）消除疲劳瑜伽体位练习方案（图 7-3-1）

疲劳是指由于活动使工作能力及人体身体机能暂时性降低的现象。疲劳是一种生理现象，归纳起来有以下特征：由体力或脑力活动引起；全身或局部器官、细胞产生暂时性机能降低；这种机能降低现象是可逆的，经过休息可以消除；伴有主观上的疲劳感。通过瑜伽针对性练习可促进全身血液循环和新陈代谢，加速代谢产物排除，有利于营养物质的吸收，同时可以缓解肌肉僵硬状态，从心理上也可达到放松的状态。

消除疲劳瑜伽练习方案有以下动作：擎天式、风吹树式、铲斗式、双腿背部伸展式、榻式、轮式、猫式、蛇击式、蝗虫式、扭动式、英雄坐、下半身摇摆式、鳄鱼式放松、摊尸式放松。

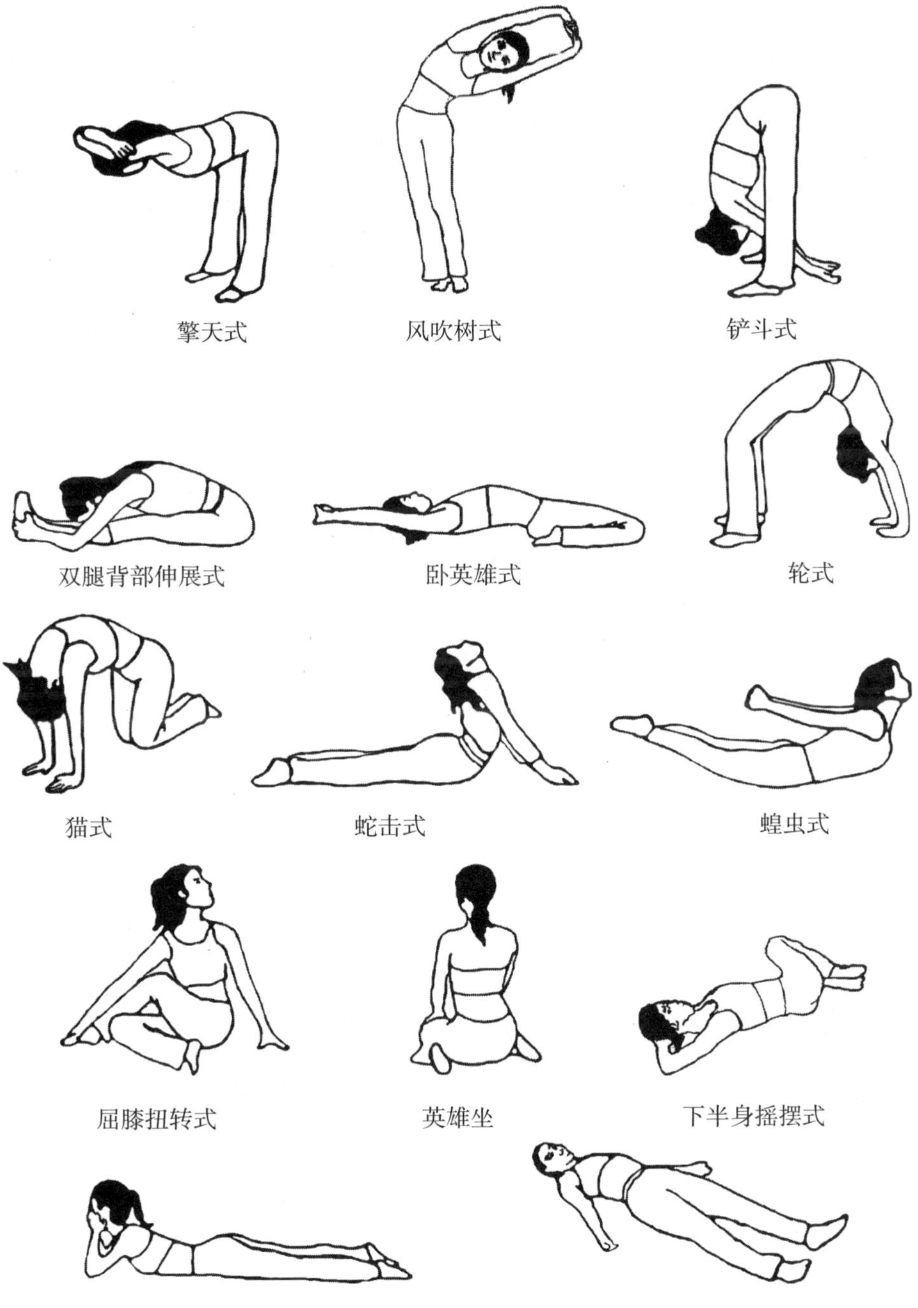
擎天式
风吹树式
铲斗式
双腿背部伸展式
卧英雄式
轮式
猫式
蛇击式
蝗虫式
屈膝扭转式
英雄坐
下半身摇摆式
鳄鱼式放松
摊尸式放松

图 7-3-1

(二)安神减压瑜伽体位练习方案

瑜伽体位练习追求身心合一,能净化身心,保护身心,治疗身心,分别对肌肉、消化器官、腺体和神经系统起着良好的作用,把紧张和放松结合到良好状态的练习,使身体在有限的范围内高度紧张,然后彻底地放松,在肌肉伸展、心灵放松、呼吸调节中减缓压力,排除一切杂念的干扰,回归到平和、宁静、呼吸深长而轻松的状态,不仅可以提高身体素质,还可以提高精神素质,缓解压力,改善睡眠。在安神减压瑜伽针对性体位练习时,再配合蜂鸣式调息则效果更佳。

1. 调节抑郁瑜伽体位练习方案(图 7-3-2)

调节抑郁瑜伽体位练习动作有:战士第一式、舞蹈式、鹰式、站立前屈式、三角转动伸展式 、眼镜蛇扭动式、肩倒立式、鱼式、月亮式放松、摊尸式放松。同时再配合蜂鸣式调息效果更佳。

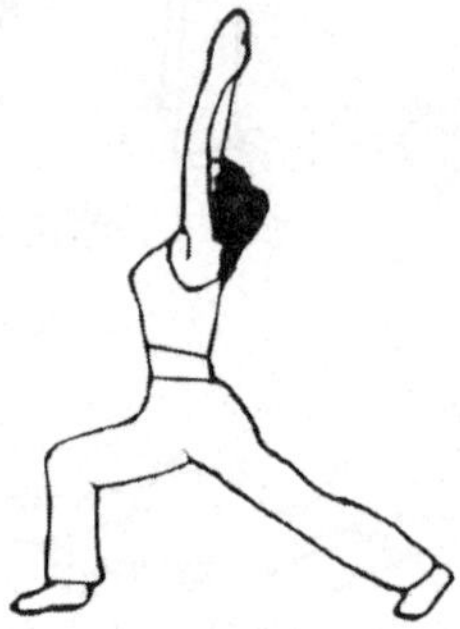

战士第一式

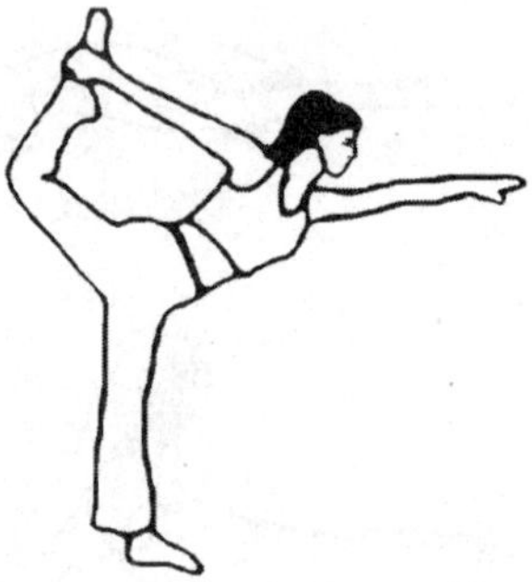

舞蹈式

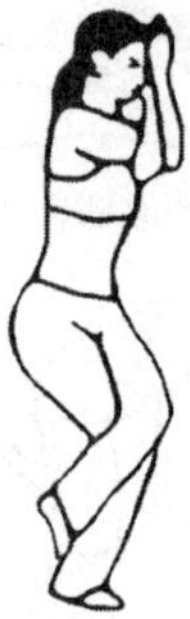

鹰式

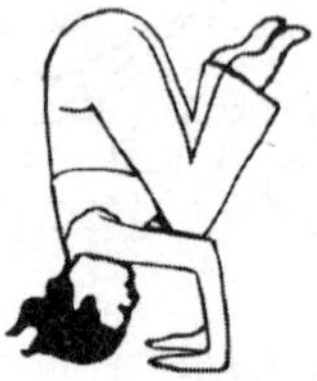

鹤式

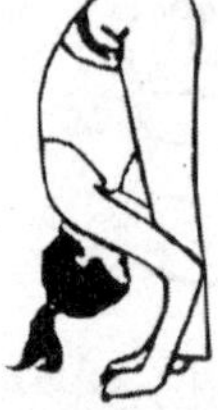

站立前屈式

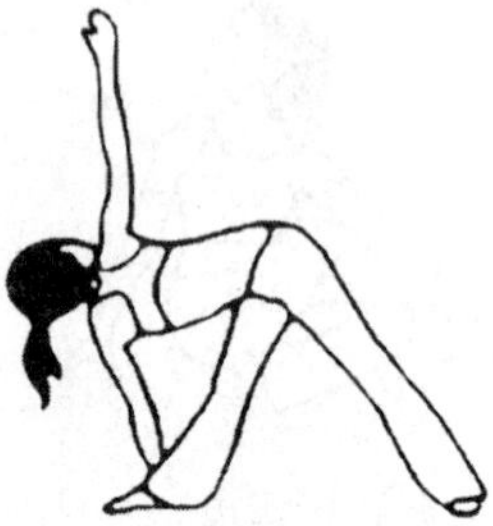

三角转动伸展式

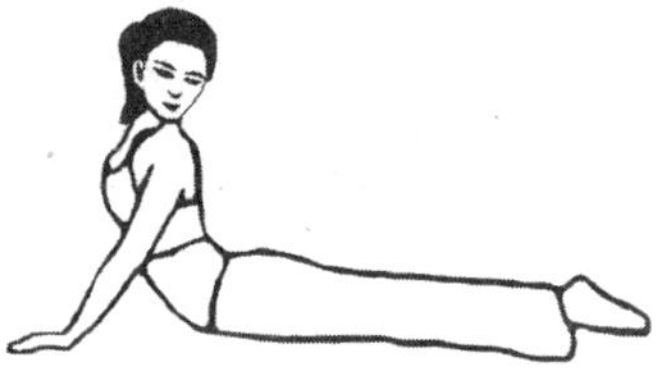

眼镜蛇扭动式

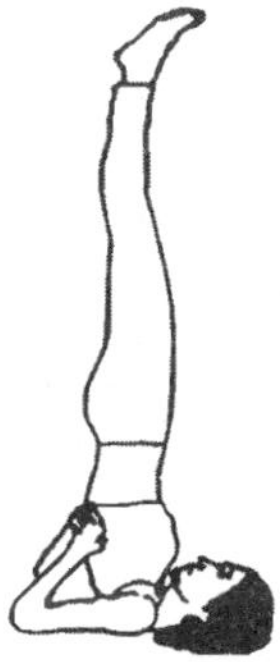

肩倒立式

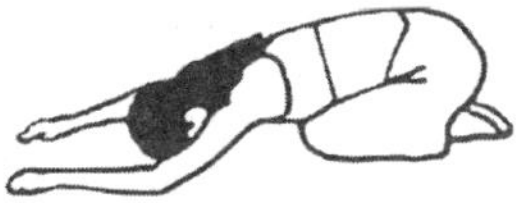

月亮式放松

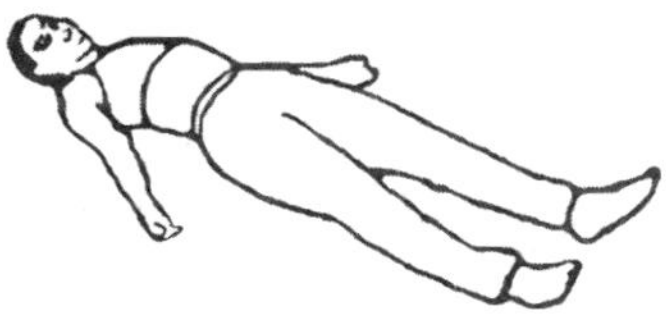

摊尸式放松

图 7-3-2

2. 缓解压力瑜伽体位练习方案(图 7-3-3)

缓解压力瑜伽练习动作有:擎天式、卧英雄式、蜥蜴式、单腿背部伸展式、风吹树式、蛇击式、头触地式、婴儿式放松、摊尸式放松,再结合蜂鸣式调息则效果更好。

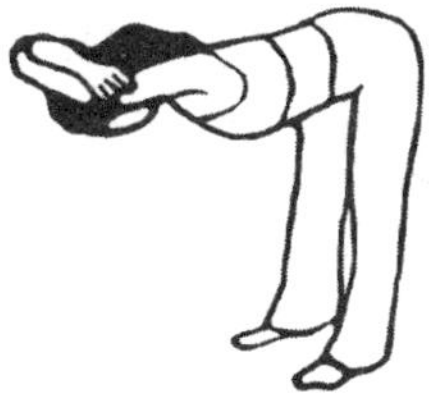

擎天式

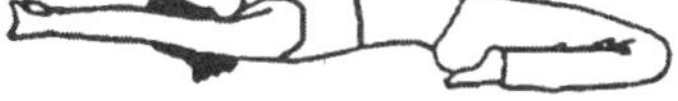

卧英雄式

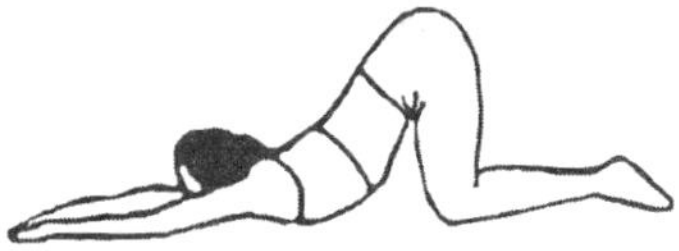

蜥蜴式

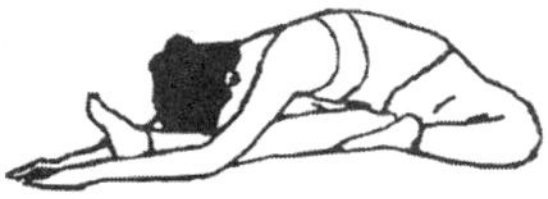

单腿背部伸展式

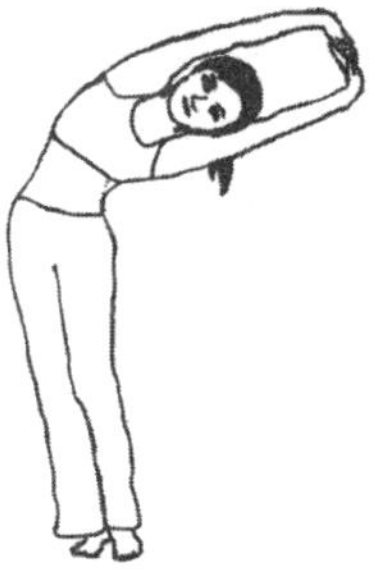

风吹树式

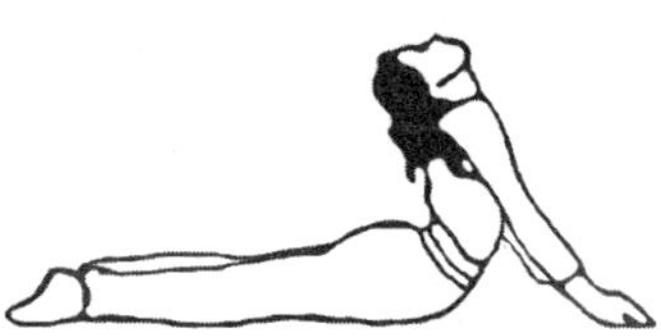

蛇击式

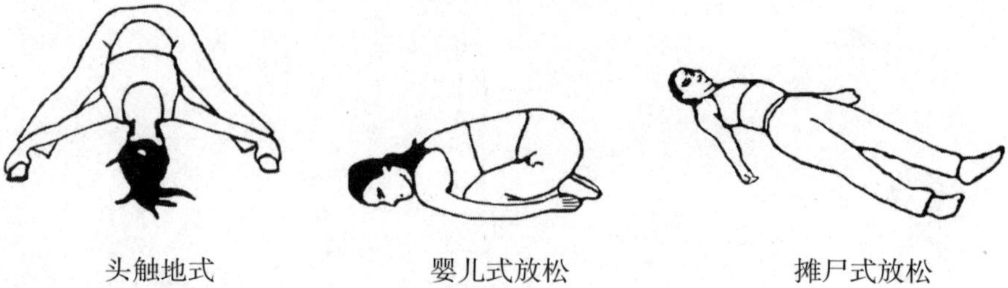

图 7-3-3

3. 改善失眠瑜伽体位练习方案(图 7-3-4)

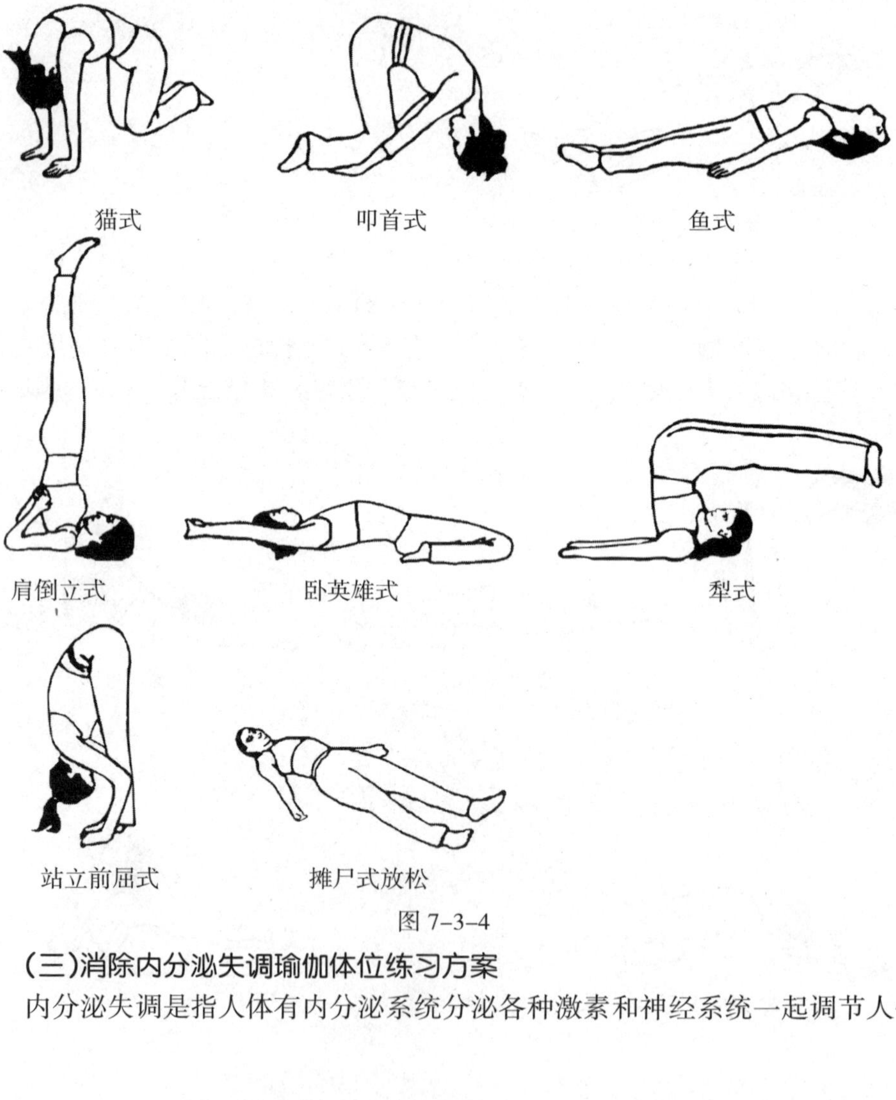

图 7-3-4

(三)消除内分泌失调瑜伽体位练习方案

内分泌失调是指人体有内分泌系统分泌各种激素和神经系统一起调节人体

的代谢和生理功能，正常情况下各种激素是保持平衡的，如因某种原因使这种平衡打破了（某种激素过多或过少），就造成内分泌失调，会引起相应的不适表现。表现有：突然出现很多黄斑、色斑，其实这不只是单纯的皮肤问题，这些色斑也是内分泌不稳定时再受到外界因素不良刺激引起的；脾气急躁；妇科疾病；肥胖，出现“喝凉水也会长肉”的现象；早生白发的早衰现象等等。

通过瑜伽体位针对性练习，能稳定呼吸系统、循环系统和荷尔蒙系统的体内环境，促进肠胃运动，帮助人们保持良好的心理状态，同时可以有效地促进脂肪分解，对减肥也很有效。在做这些瑜伽体位姿势时，应把意念放在首位，可以取得更好的效果。在此基础上，再配合合理的饮食习惯，如多吃新鲜果蔬、多吃高蛋白类食物，多喝水，生活有规律，保证充足睡眠等，可以很好地消除内分泌失调。

1．消除内分泌瑜伽体位练习方案（图 7-3-5）

由以下动作组合：拜日式、船式、鱼式、卧英雄式、猫式、骆驼式、犁式、肩倒立式、桥式和摊尸式。

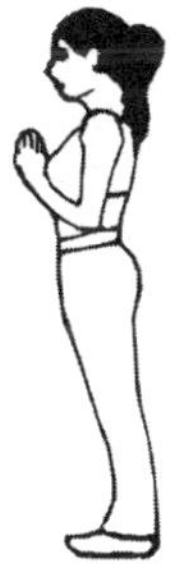

拜日式

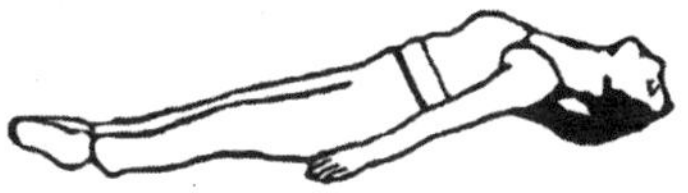

船式

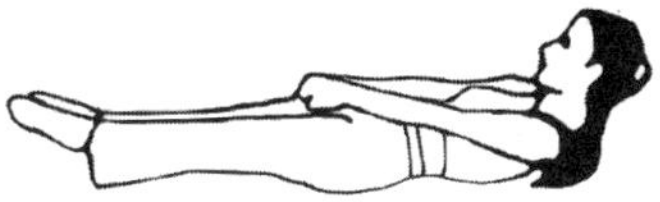

鱼式

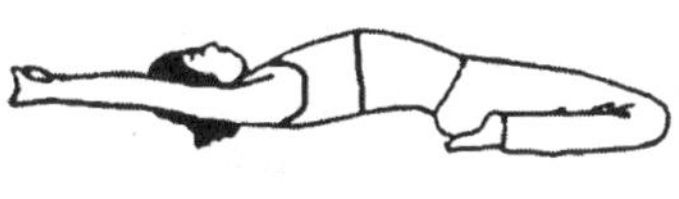

卧英雄式

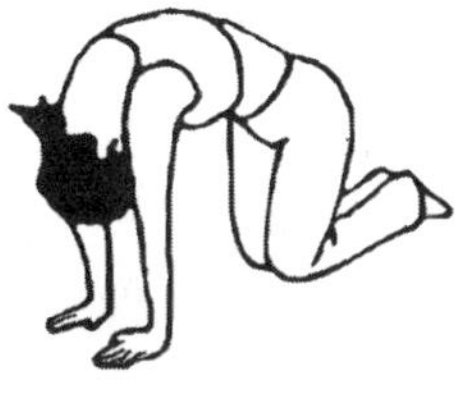

猫式

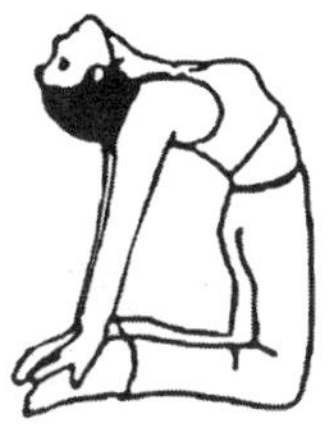

骆驼式

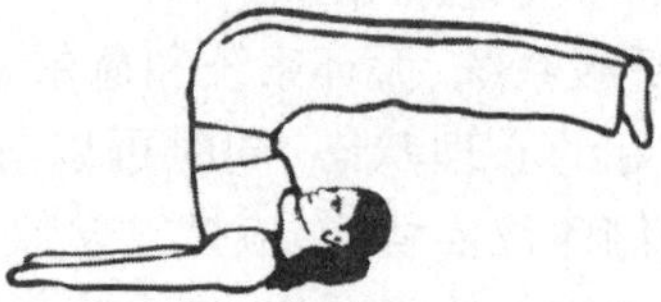

梨式

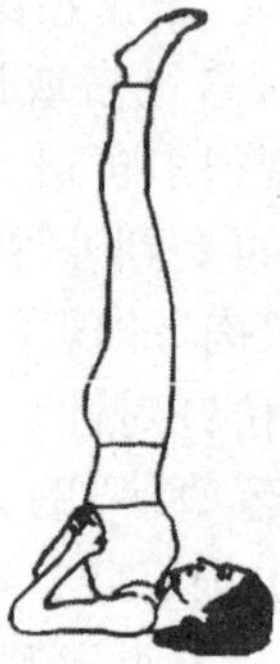

肩倒立式

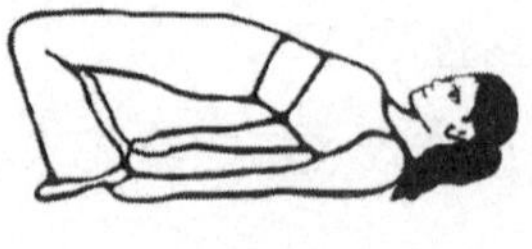

桥式

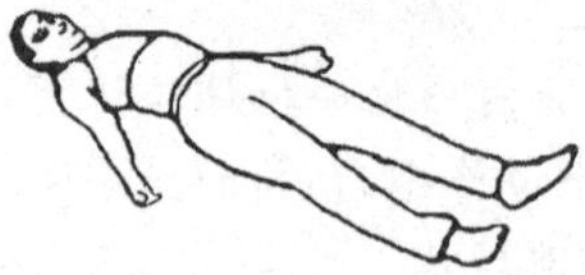

摊尸式

图 7-3-5

2. 改善白发、脱发瑜伽体位练习方案(图 7-3-6)

预防白发、脱发瑜伽练习的动作有:铲斗式、站立前屈式、肩倒立式、头倒立式、鸵鸟式、轮式、叩首式、犁式、鹤式、摊尸式。

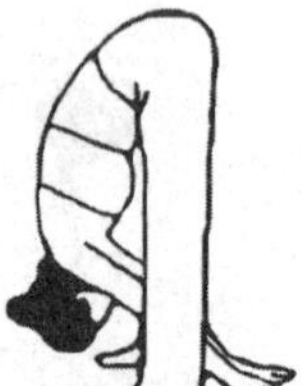

铲斗式

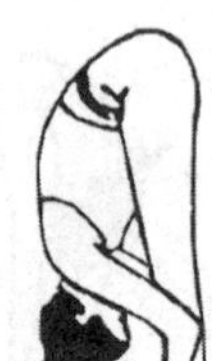

站立前屈式

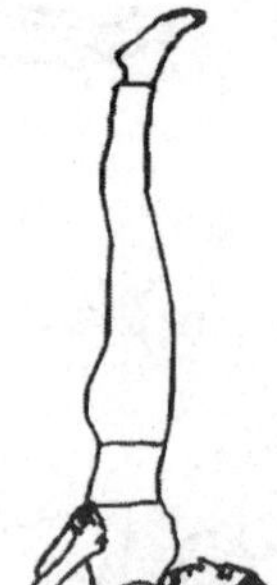

肩倒立式

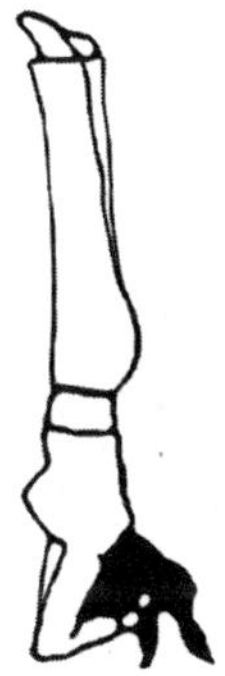

头倒立式

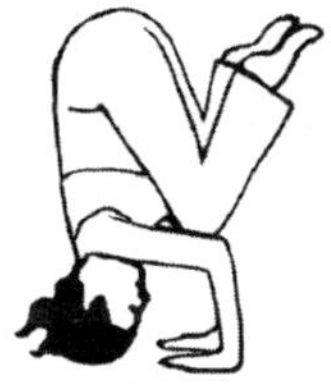

鹤式

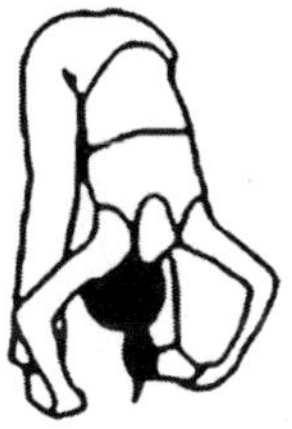

鸵鸟式

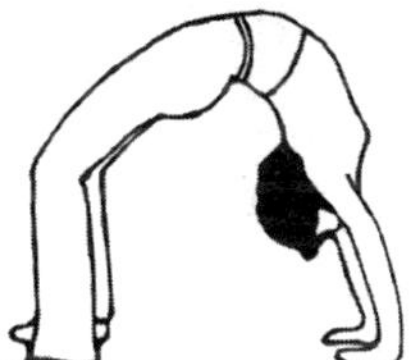

轮式

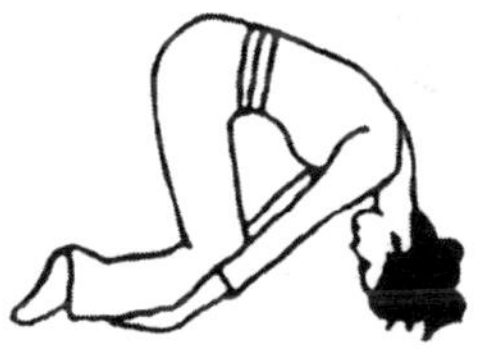

叩首式

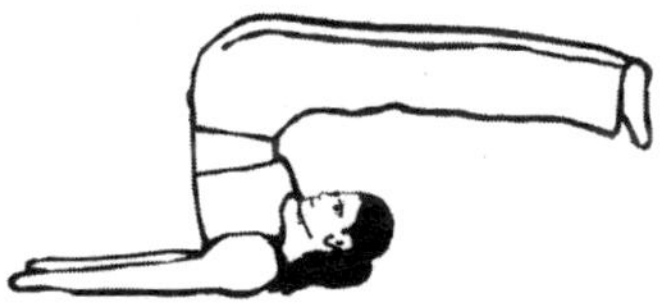

犁式

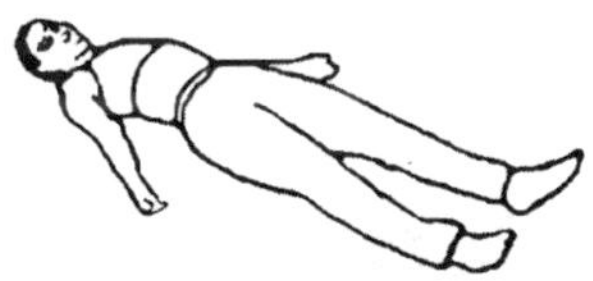

摊尸式

图 7-3-6

(四)改善便秘瑜伽体位练习方案(图 7-3-7)

便秘是指大便秘结不通,排便时间延长,或虽有便意而排除困难等。便秘可引起其他不良症状:如上腹饱胀不适、反胃、恶心、腹痛、肠鸣、食欲减退、睡眠不安、肛裂等,长期便秘还会引起早衰,甚至出现胆结石、肠癌、高血压、糖尿病、心率不齐、消化道肿瘤等疾病。

通过瑜伽针对性动作练习来消除便秘,,一周不得少于 3 次。首先喝大量水,接着做 3 ~ 5 个以下姿势(按自己喜欢的选择),每个做 3 ~ 5 次为宜:屈膝扭转式、眼镜蛇扭动式、桥式、叩首式、卧姿炮弹式、蹬自行车式、肩倒立式、顶峰式、鸭行式、婴儿式放松;在此基础上再配合会阴收束法及提肛收束法则效果更佳。同时也应注意饮食结构,多吃高纤维素的蔬菜、豆类及薯类,多食用新鲜水果,多饮水,经常喝些蜂蜜水等都有助于通便。

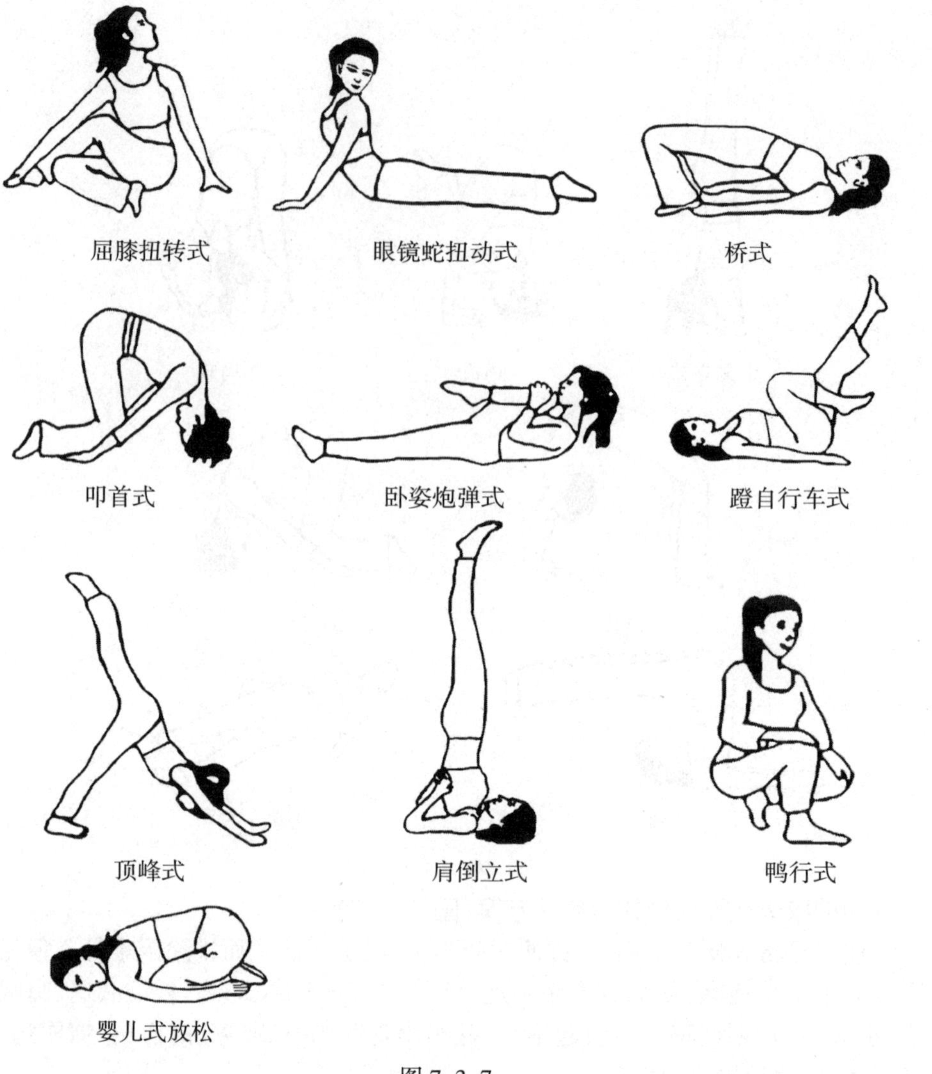

图 7–3–7

二、健身塑体，完善体形瑜伽体位练习方案

瑜伽是中小强度的有氧运动，每周至少 3 次，每次持续时间在 20 ~ 90 分钟的瑜伽练习有助于脂肪消耗，不但可以减肥，同时通过瑜伽的各种伸展姿势还可以拉长肌肉线条，让形体更加修长挺拔漂亮。

(一)瑜伽减肥 9 大经典体位练习方案(图 7-3-8)

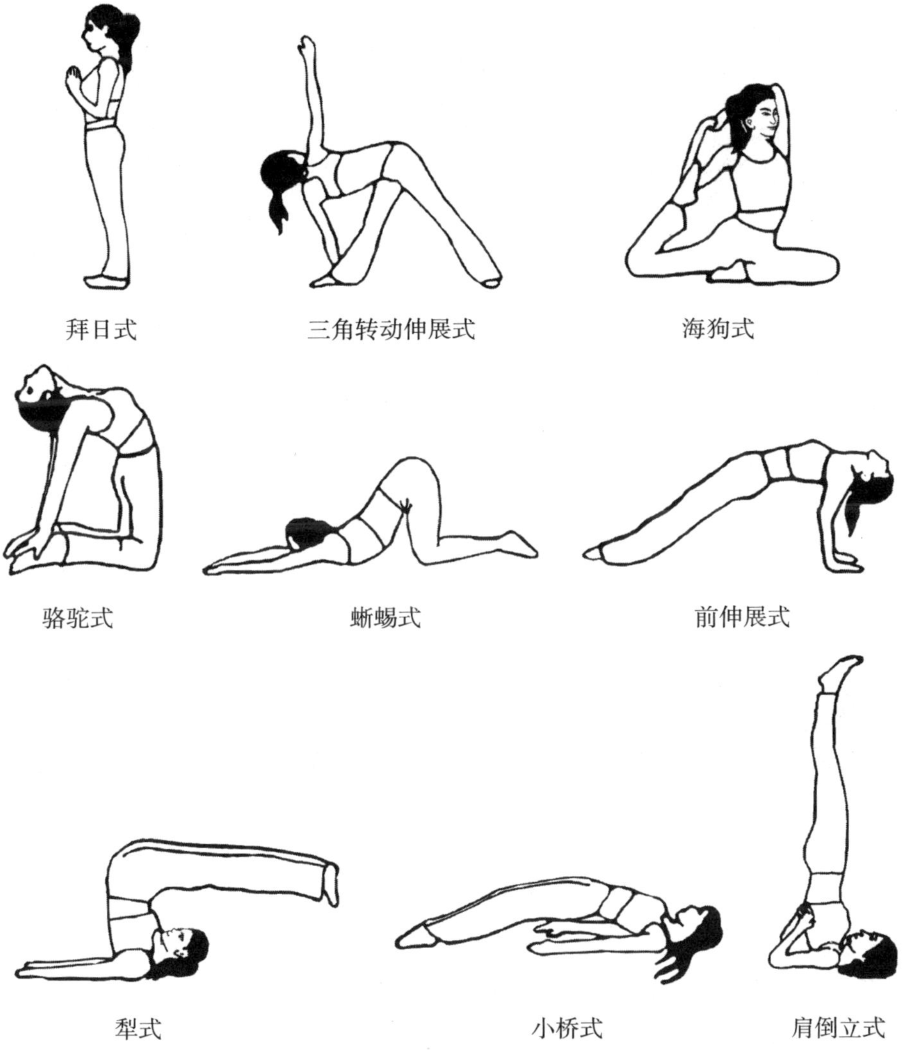
拜日式
三角转动伸展式
海狗式
骆驼式
蜥蜴式
前伸展式
犁式
小桥式
肩倒立式

图 7-3-8

(二)美化身体各部位瑜伽体位练习方案

1. 颈部瑜伽体位练习方案(图 7-3-9)

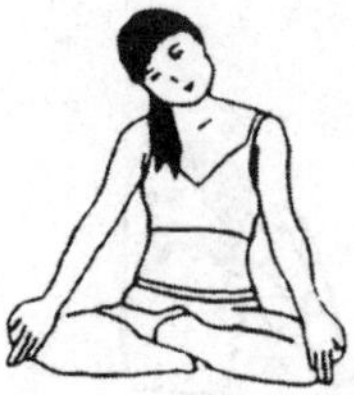
颈部转动功

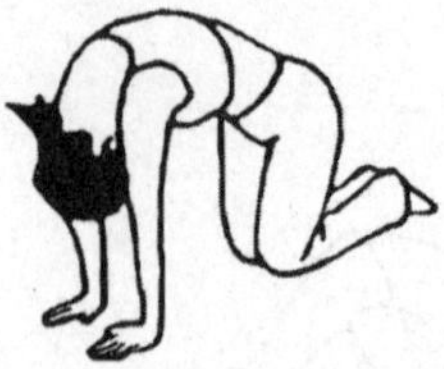
猫式

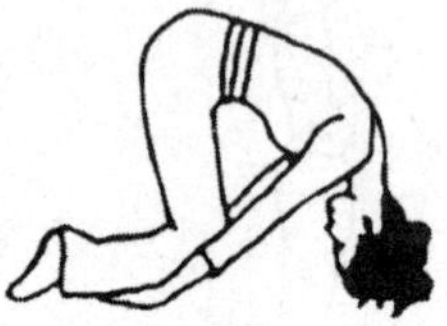
叩首式

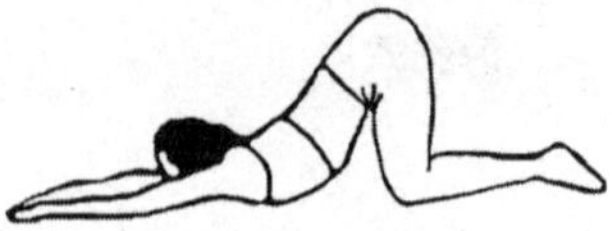
蜥蜴式

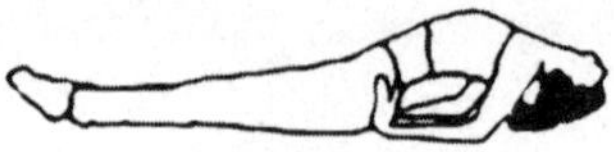
鱼式

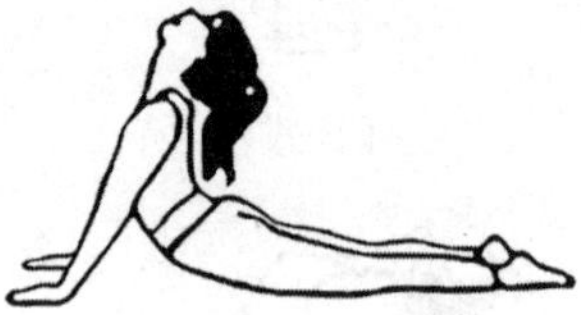
蛇击式

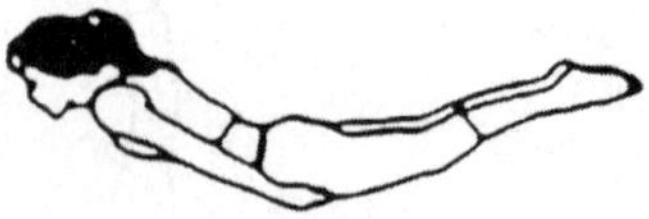
蝗虫式

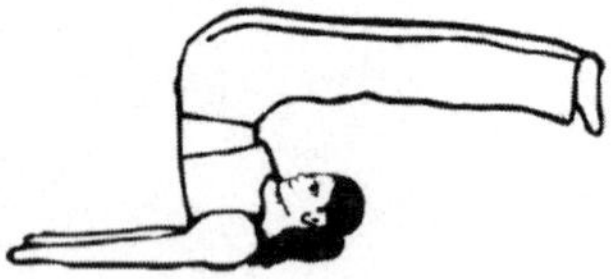
犁式

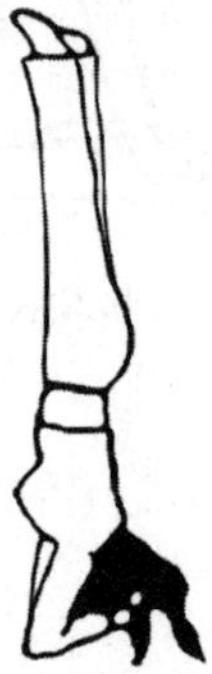
头倒立式

图 7-3-9

2. 肩背部瑜伽体位练习方案(图 7-3-10)

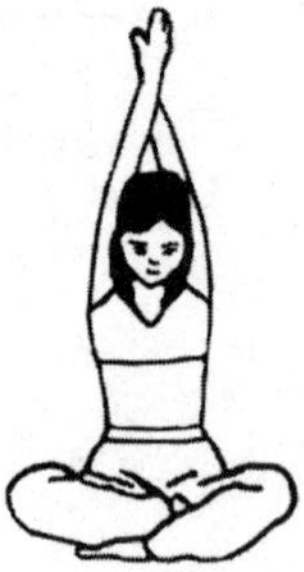
坐立山式

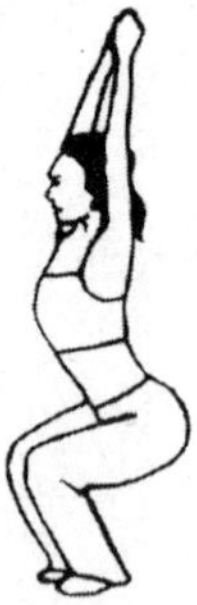
幻椅式

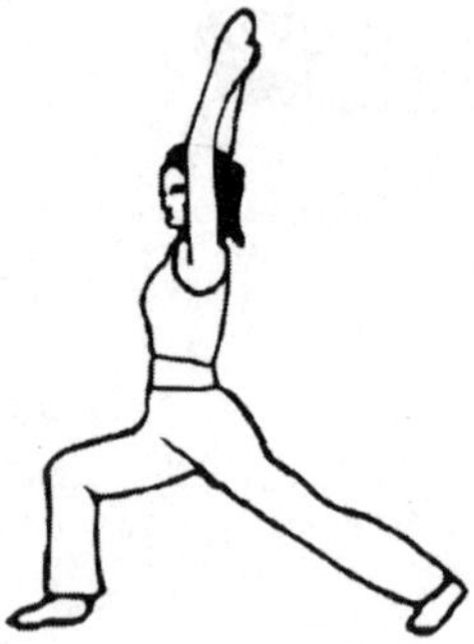
战士第一式

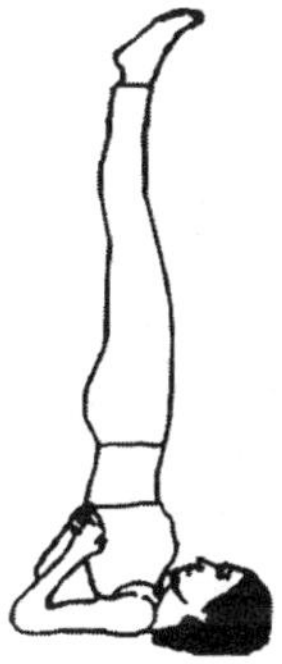

肩倒立式

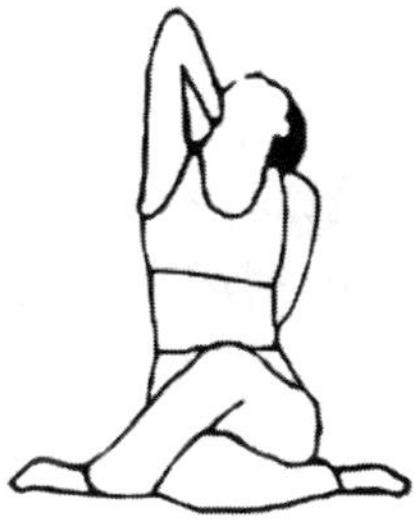

牛面式

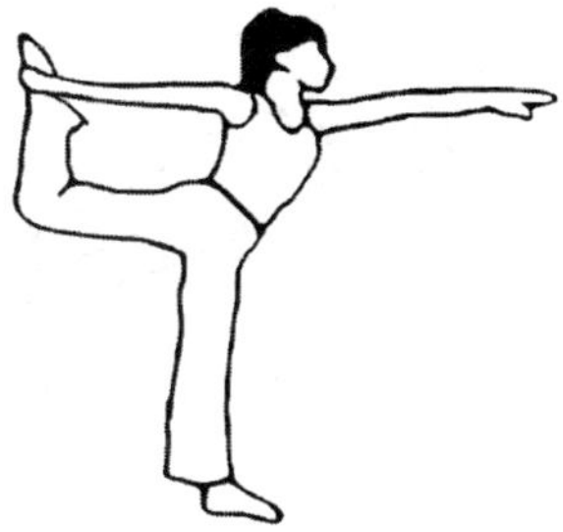

舞王式

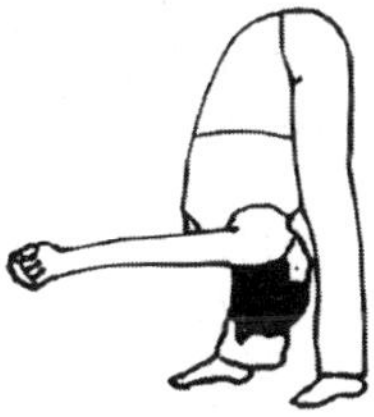

双角式

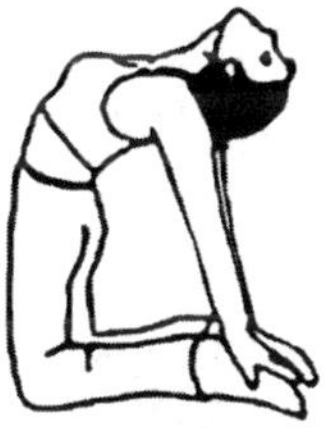

骆驼式

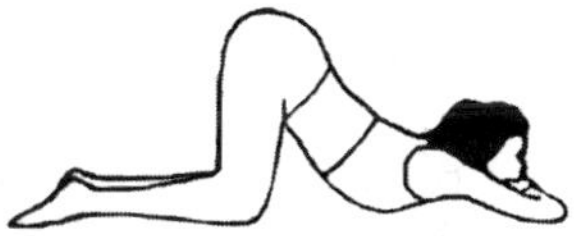

蜥蜴式

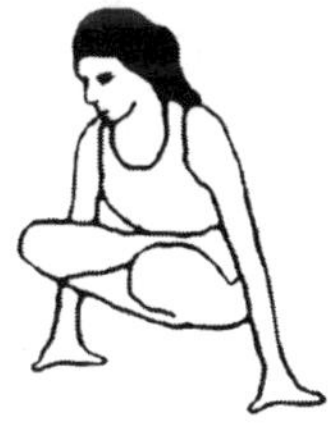

秋千式

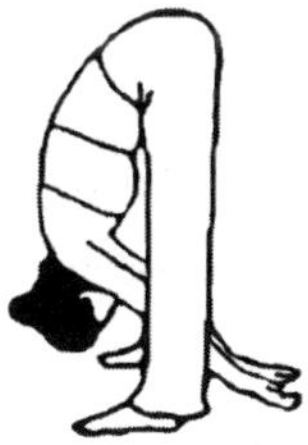

铲斗式

图 7-3-10

3. 腰部瑜伽体位练习方案(图 7-3-11)

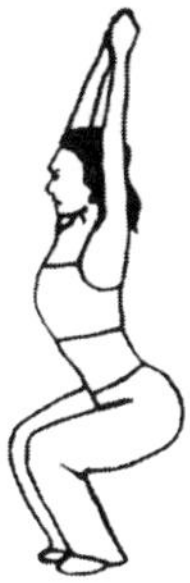

幻椅式

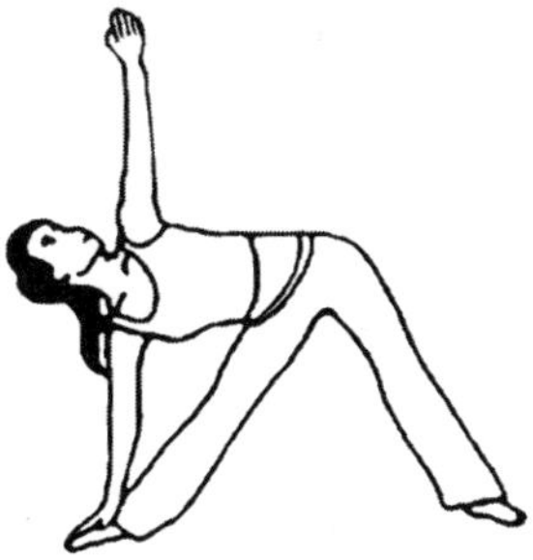

三角伸展式

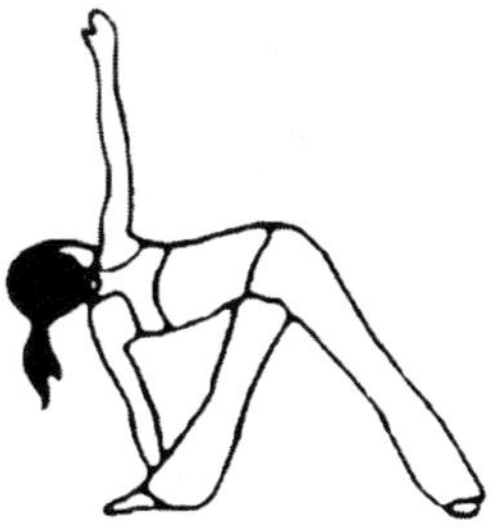

三角转动伸展式

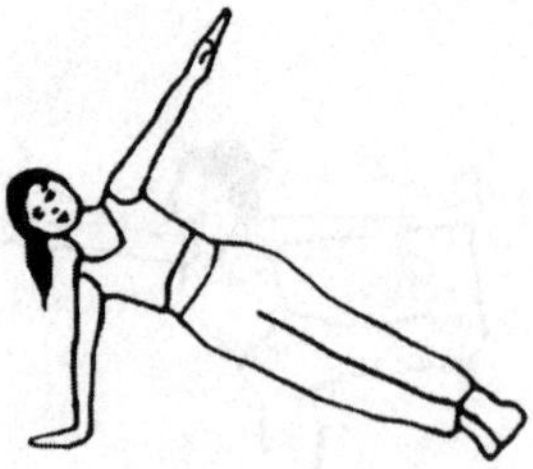
侧撑式

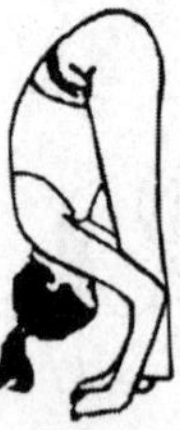
站立前屈式

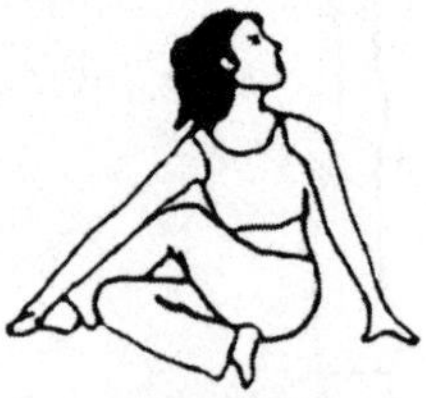
屈膝扭转式

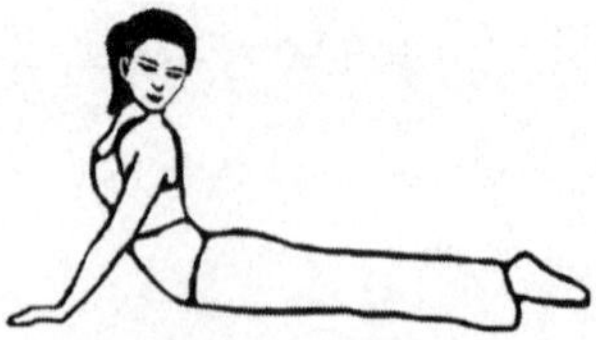
眼镜蛇扭动式

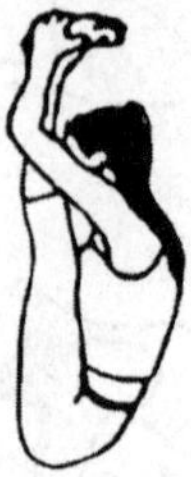
V 字式

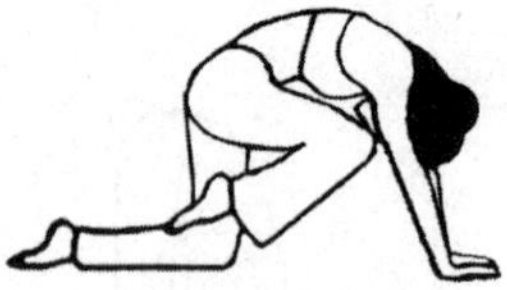
虎式

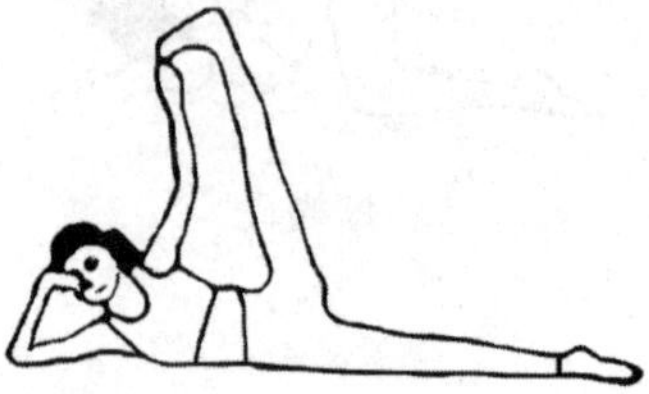
史韦努式

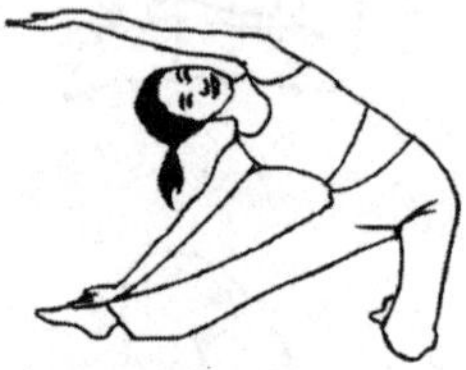
门闩式

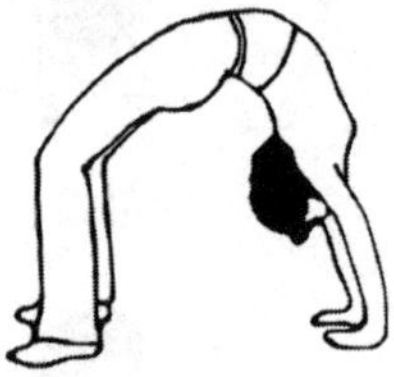
轮式

图 7-3-11

4. 腹部瑜伽体位练习方案(图 7-3-12)

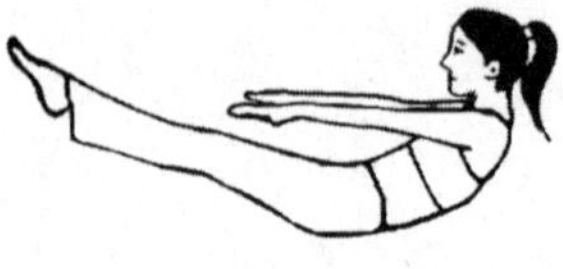
船式

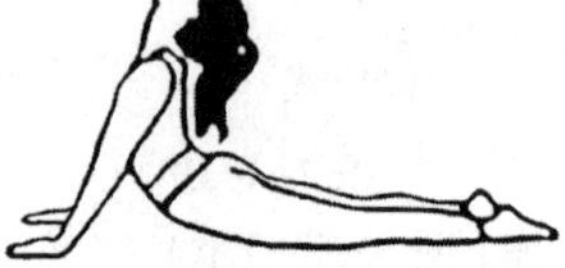
眼镜蛇式

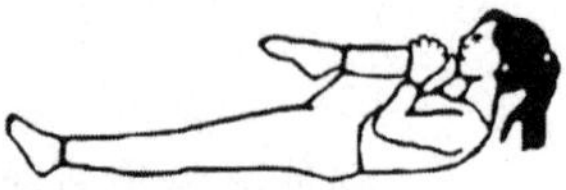
卧姿炮弹式

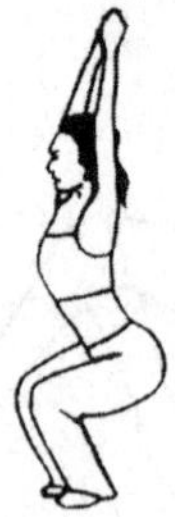
幻椅式

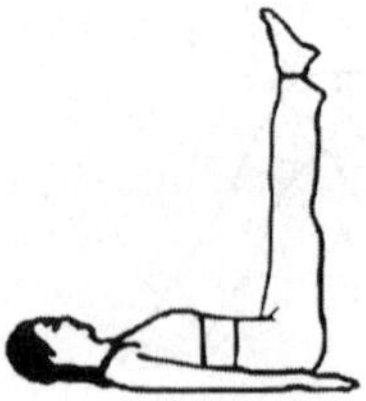
上伸腿式

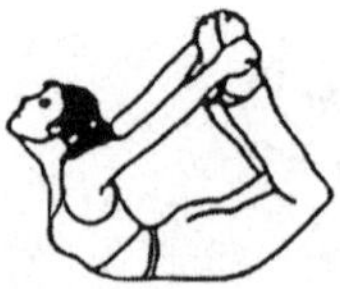
弓式

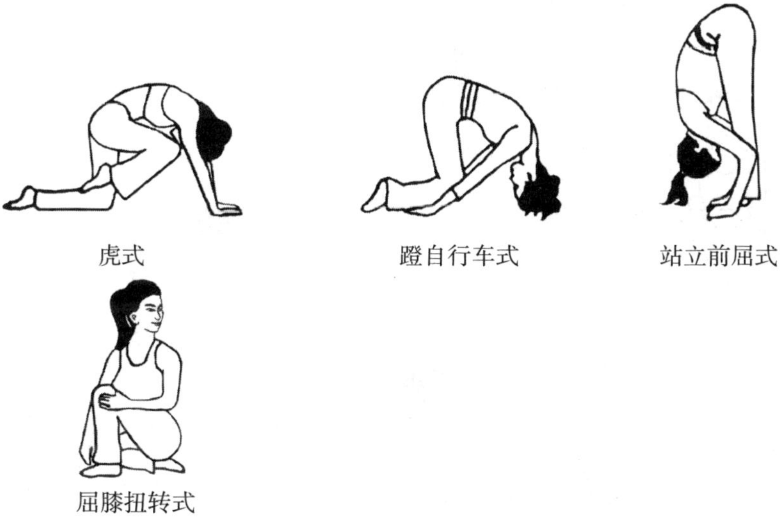

图 7-3-12

5. 胸部瑜伽体位练习方案(图 7-3-13)

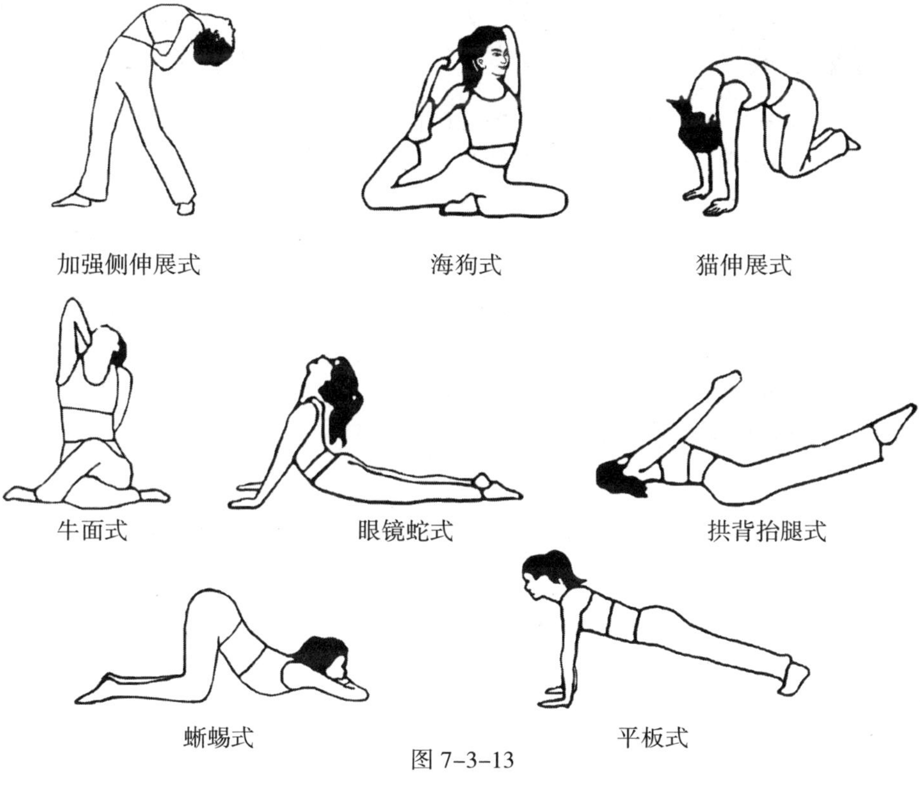

图 7-3-13

6. 臀部瑜伽体位练习方案(图 7-3-14)

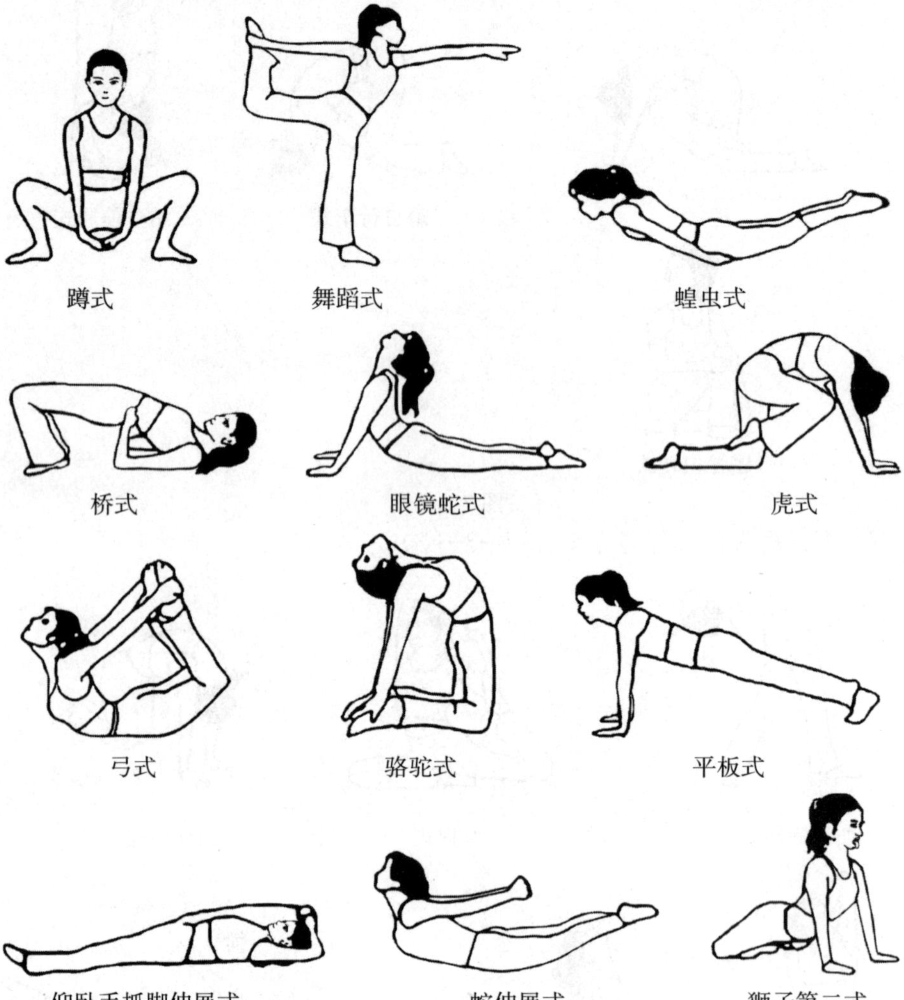

图 7-3-14

7. 大腿部位瑜伽体位练习方案(图 7-3-15)

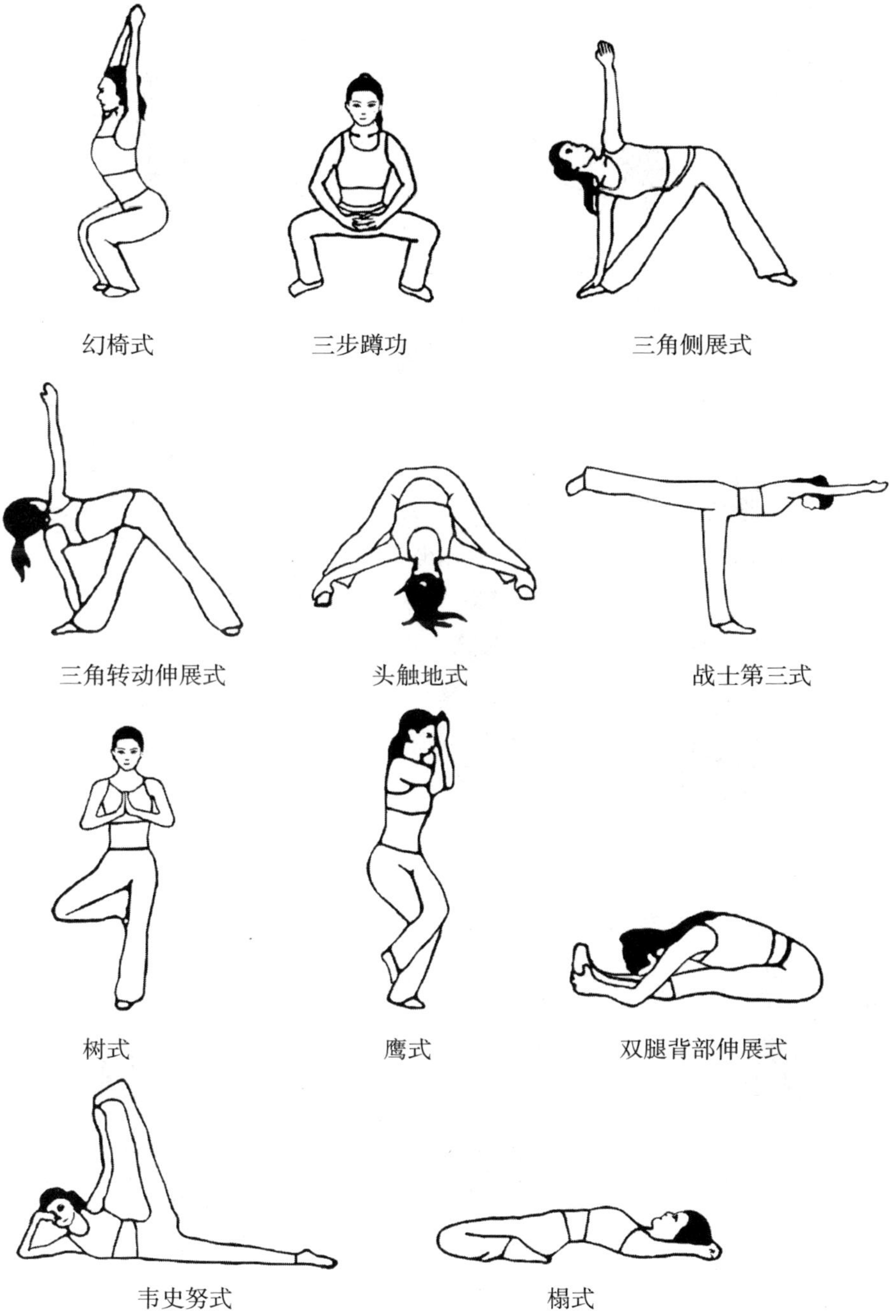

图 7-3-15

8. 小腿部位瑜伽体位练习方案(图 7-3-16)

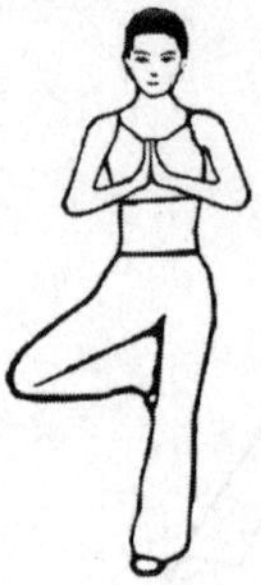
树式

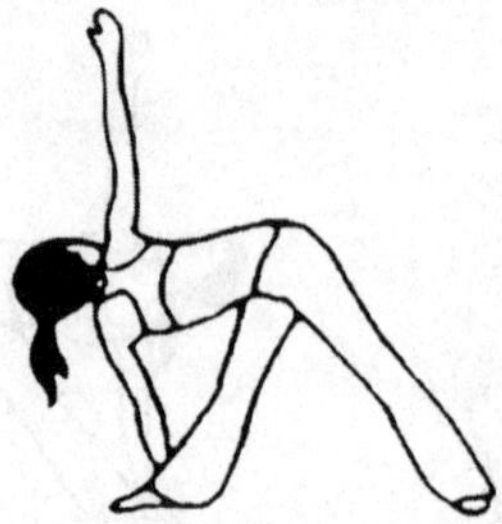
三角转动侧展式

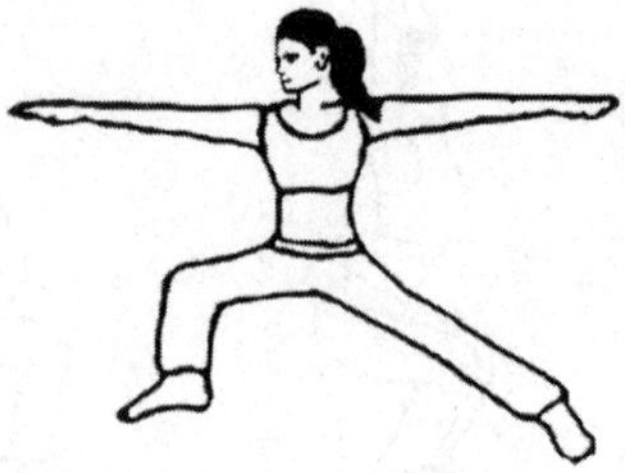
战士第二式

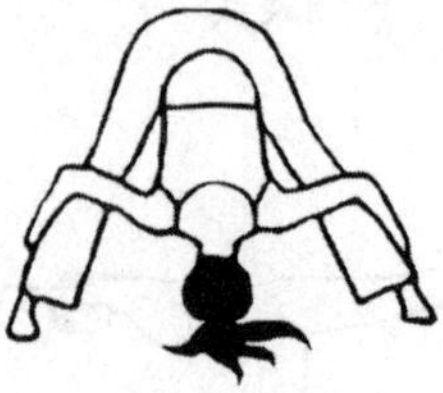
头触地式

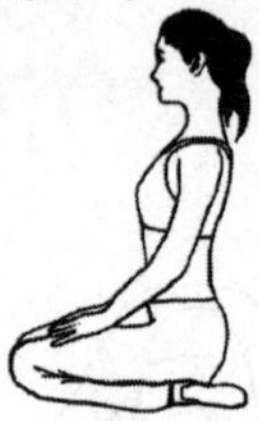
金刚坐

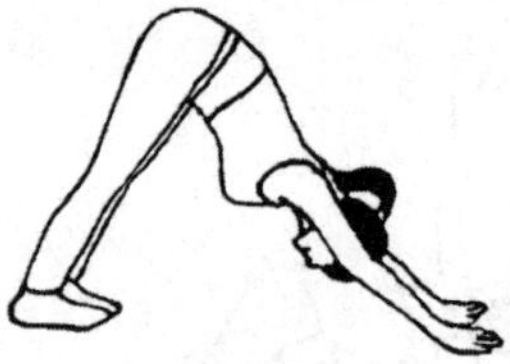
顶峰式

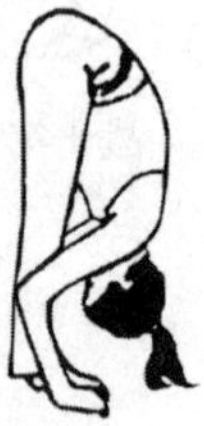
站立前屈式

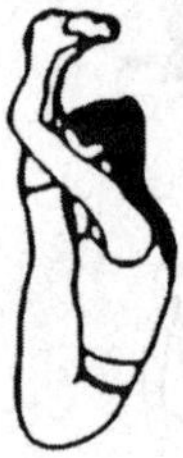
V 字式

图 7-3-16

9. 手臂瑜伽体位练习方案(图 7-3-17)

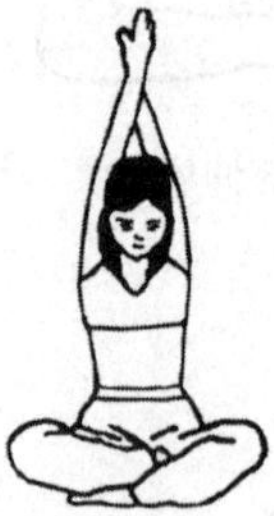
山式坐立

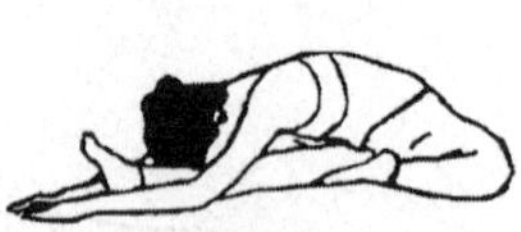
单腿背部伸展式

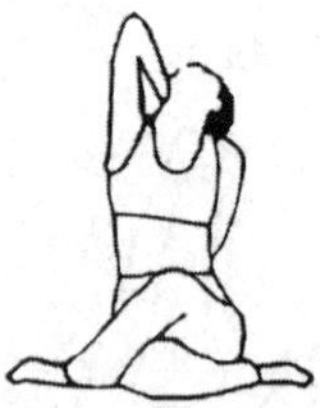
牛面式

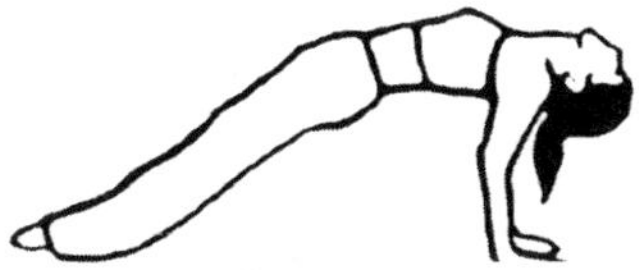
前伸展式

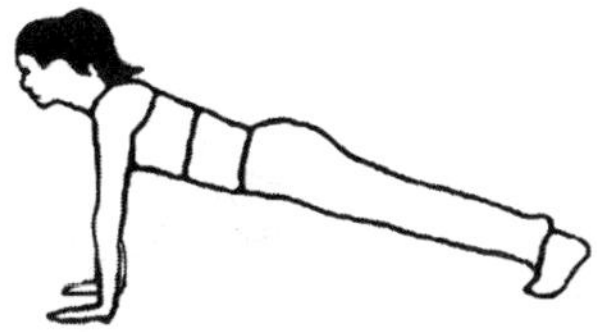
平板式

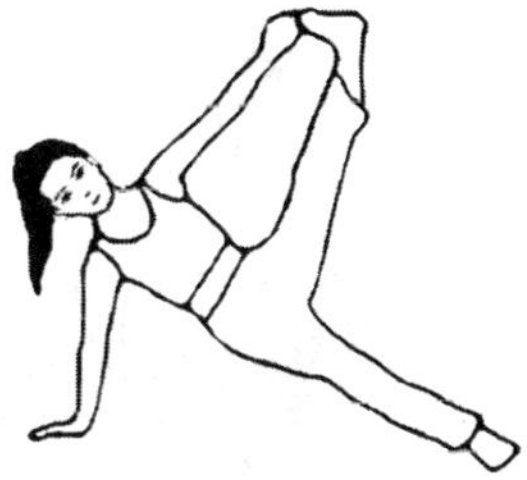
侧撑式

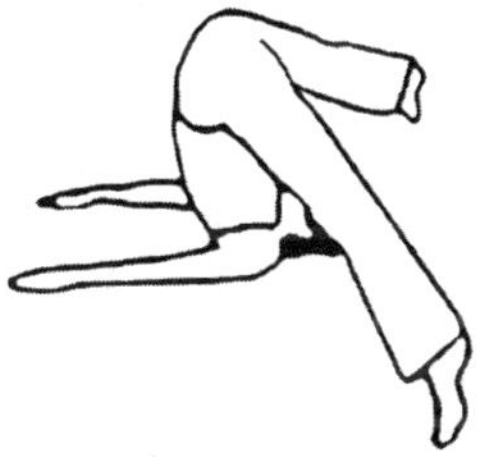
犁式变式

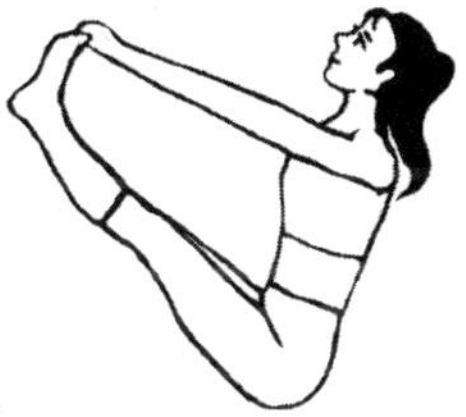
V 字式

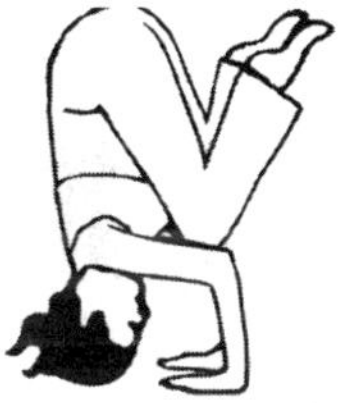
鹤式

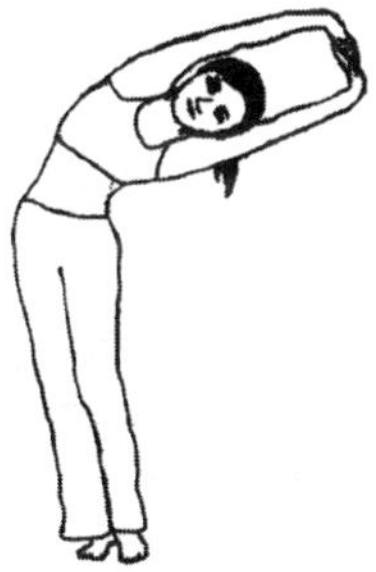
风吹树式

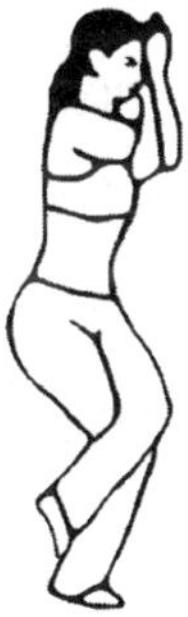
鹰式

图 7-3-17

三、活化脊柱，缓解疼痛瑜伽体位练习方案(图 7-3-18)

瑜伽中的体位法通过站、坐、跪、卧 倒立等的各种姿势弯曲、伸展、扭转身体各部位，对于人体的脊柱以及肌肉和内脏起到很好的按摩及牵引作用，既可以活化细胞、舒展肌肉、关节和脊柱，改善腰酸背痛等病痛，又能作用于内部器官使身体各系统保持良好的状态，提高机体免疫力。

活化脊柱，缓解颈、肩、背、腰酸痛瑜伽体位练习动作有：三角侧展式、三角转动伸展式、站立前屈、屈膝扭转式、叩首式、轮式、犁式、蝗虫式、骆驼式、下半身摇摆式、肩倒立式。

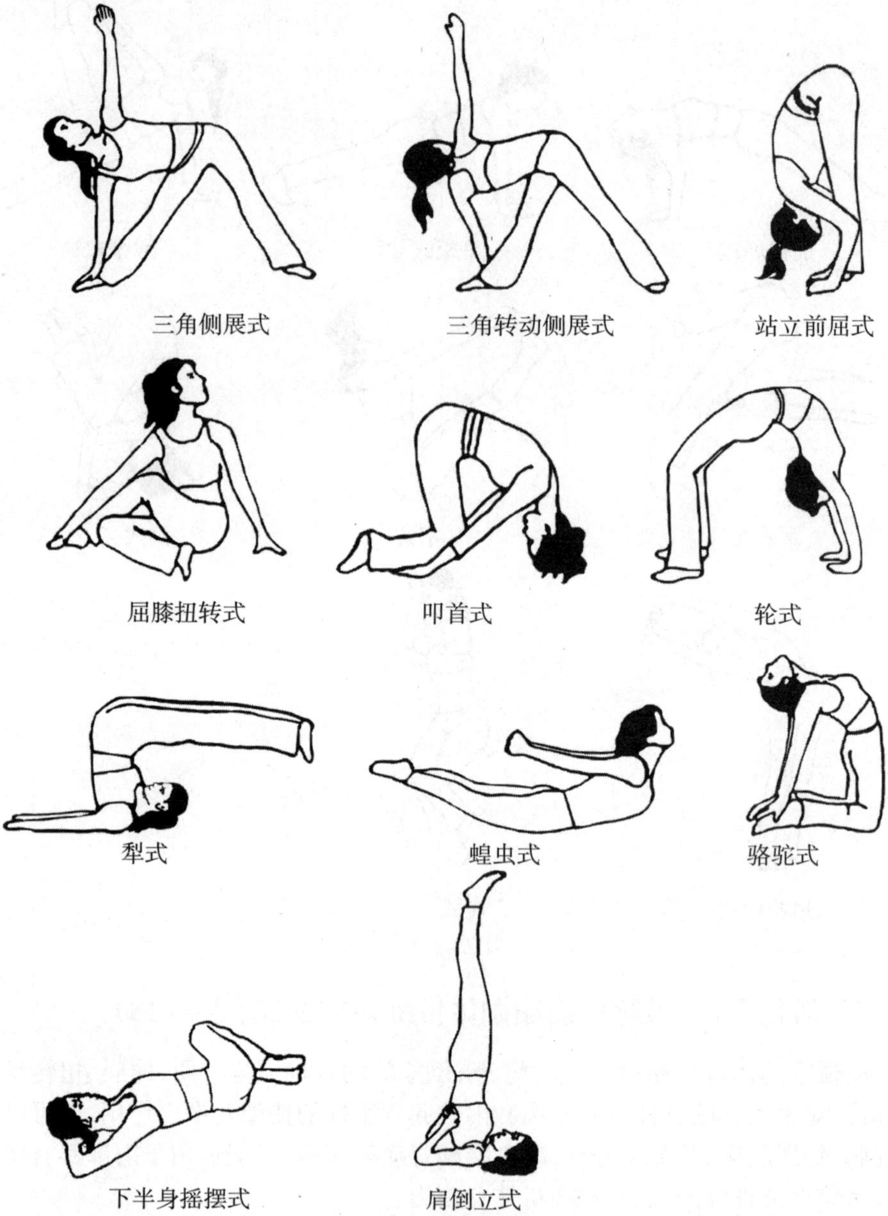

图 7–3–18

四、促进情感交流的双人瑜伽练习方案(图 7–3–19)

在双人瑜伽教学中,重视彼此的分享、交流和互助,有利于培养彼此间的默契，在双人瑜伽练习中能够创造出一种神奇的力量，促进人与人之间和谐相处及情感的和谐发展。

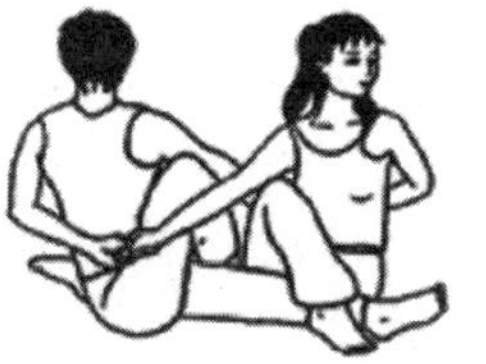
双人瑜伽脊柱扭转式

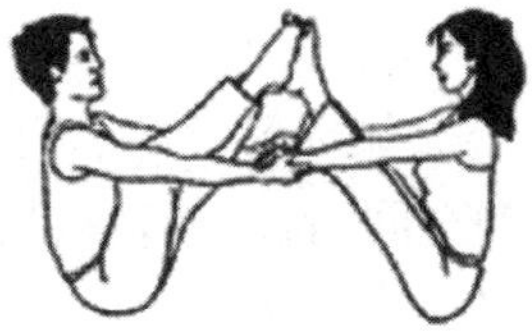
双人瑜伽 V 字式

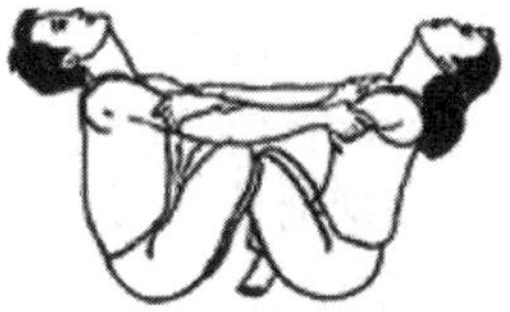
双人瑜伽双莲花式

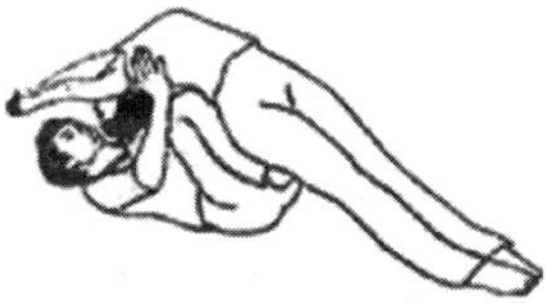
双人瑜伽鱼式

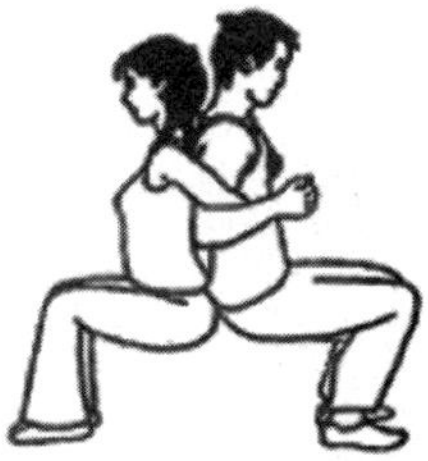
双人瑜伽幻椅式

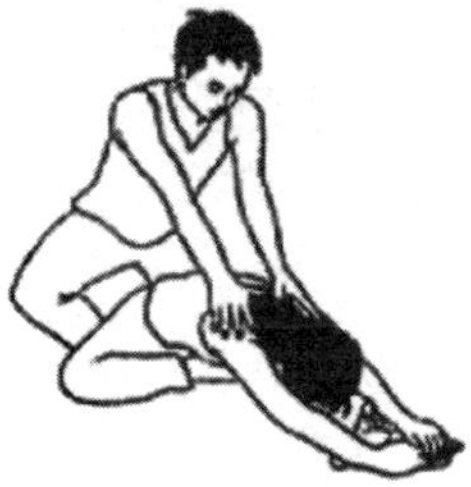
双人瑜伽单脚背部伸展式

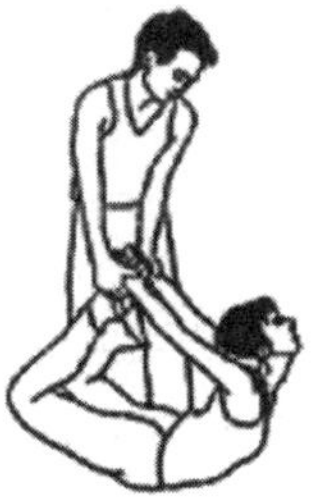
双人瑜伽弓式

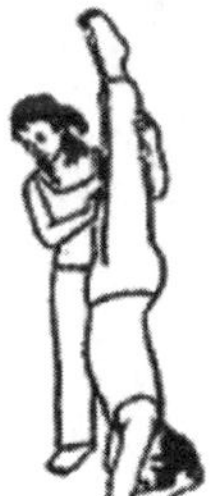
双人瑜伽头倒立式

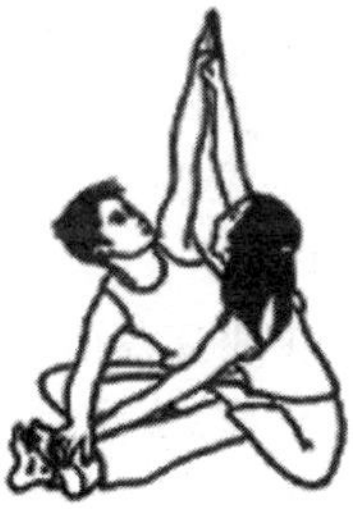
双人瑜伽半莲花扭转式

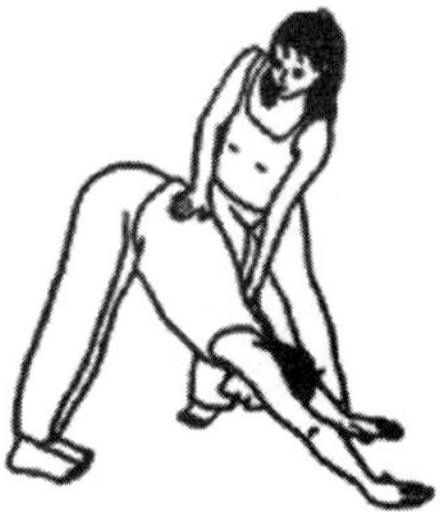
双人瑜伽顶峰式

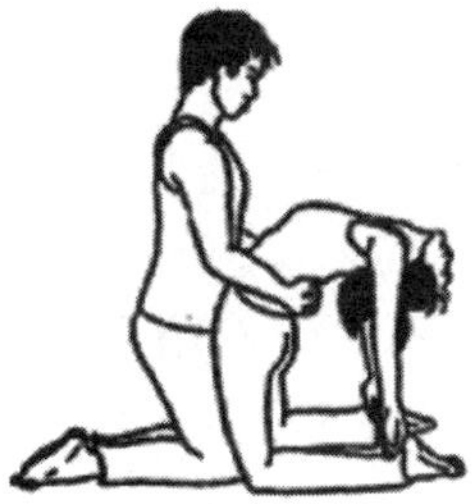
双人瑜伽骆驼式

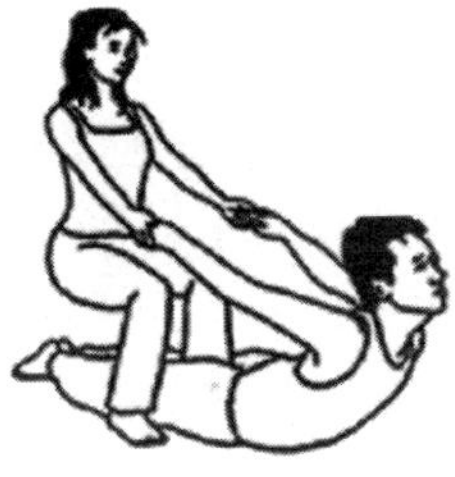
双人瑜伽眼镜蛇式 + 幻椅式

图 7-3-19

五、适于学生和办公一族的椅子瑜伽练习方案

学生与办公一族常常是久坐一族，因长时间保持同一个姿势而容易造成一系列问题，如肌肉酸痛、关节僵硬、疲劳虚弱以及脊椎问题等。以下一系列因地制宜而又简单、科学、合理的椅子瑜伽练习方案，可以预防和治疗久坐一族常见病症。只需一把椅子，一尺见方的空间，就能轻轻松松达到健身效果，使学习或工作与健身兼而有之。值得注意的是，练习椅子瑜伽一定要加强安全意识，一是确保椅子的稳固与安全性，二是椅子瑜伽动作练习也要严格遵照瑜伽体位练习要求与注意事项来循序渐进地进行。

(一)坐姿颈功(图 7-3-20)

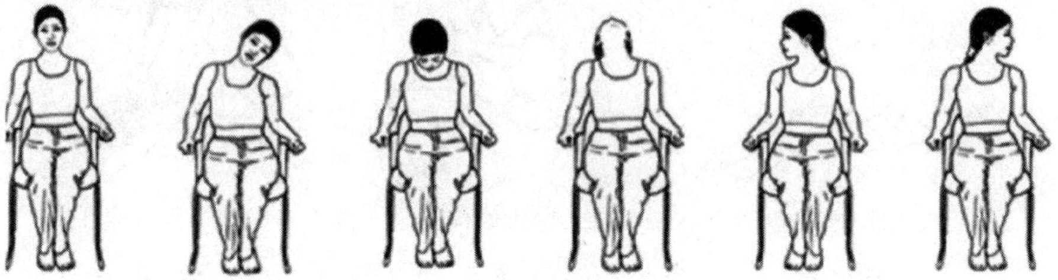

(1)　(2)　(3)　(4)　(5)　(6)

图 7-3-20

动作方法：

(1)正坐于椅子上，两腿并拢，两手置于体侧或放于椅子扶手处。

(2)轻轻将头部转动，顺时针方向 3～5 次，再逆时针方向 3～5 次。(如图 7-3-20-2)

(3)低头抬头各 3 次。(如图 7-3-20-3、图 7-3-20-4)

(4)头左右转动各 3 次。(如图 7-3-20-5、图 7-3-20-6)

健身作用：

可以缓解颈椎疲劳，强化颈部肌肉。

注意事项：

动作应配合呼吸缓慢进行，不可骤然用力，特别是颈椎有疾病者，动作幅度应由小到大，循序渐进。

(二)颈、肩伸展式(图 7-3-21)

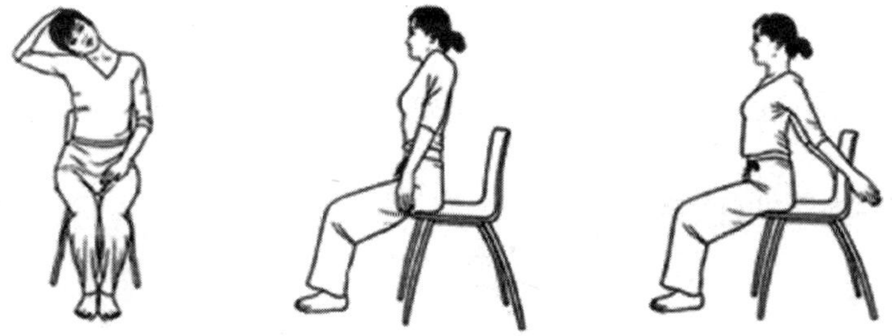

(1)　　(2)　　(3)

图 7-3-21

动作方法:

(1)上身坐直,自然坐于椅子三分之二处,双膝并拢。左手置于大腿上,右手举起弯曲置于头左侧,吸气;呼气,右手慢慢用力将头部向右下方侧压,感觉颈部左侧有拉紧感,然后自然呼吸,保持 3 ~ 5 个呼吸。吸气,恢复到基本姿势。再换方向练习。

(2)恢复基本坐姿,吸气,提肩,肩部尽量上抬。

(3)呼气,感觉头顶向上延伸,两肩下压并平行后移,将胸部扩展,手臂带动肩膀顺时针绕环,再逆时针绕环,然后放松。

健身作用:

能够有效放松颈、肩部肌肉,放松脊椎,缓解颈、肩疼痛不适,还可强化肩、颈部肌肉力量。

(三)坐姿展臂式(图 7-3-22)

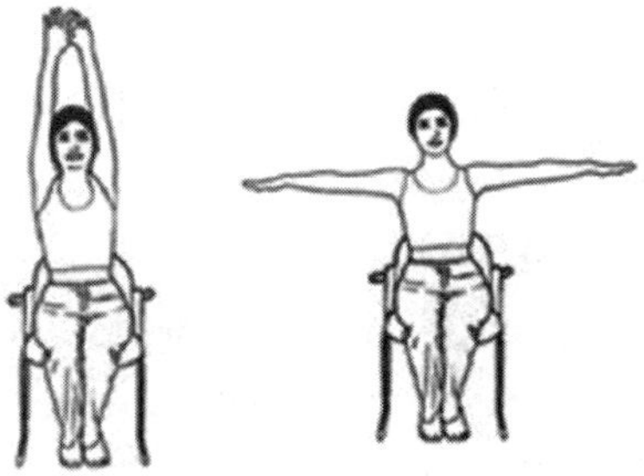

(1)　　(2)

图 7-3-22

动作方法:

(1)正坐于椅子上,两手侧平举,掌心向下。(如图 7-3-22-2)

(2)吸气,手心转向前,手上举至头顶上方,向上延伸。(如图 7-3-22-1)

(3)呼气,手心转向下,手臂成侧平举(如图 7-3-22-2)。然后放松,将两手置于体侧。

健身作用:

伸展两手臂,使手臂紧实、修长;扩展胸部,紧收腹部肌肉;延伸脊柱,强化背部。

(四)拉手抖手式(图 7-3-23)

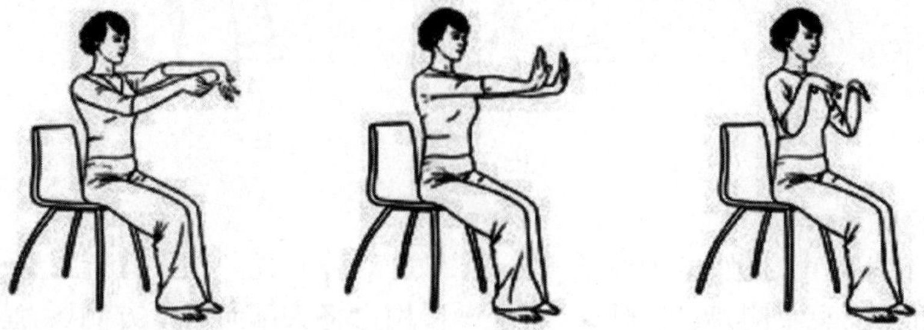

(1)　　(2)　　(3)

图 7-3-23

动作方法:

(1)正坐于椅子三分之一处,挺直腰背,左手前平举,手心向下。吸气,右手将左手手指逐一向后拉紧,拉紧时呼气。保持 3 ~ 5 个呼吸,然后还原到基本姿势。再反向练习。

(2)基本坐姿,双手手掌立起向前平伸,掌心向前。

(3)吸气,手掌用力向前推,慢慢呼气,手掌用力下压至与手臂呈垂直,来回做数次。放松手掌、手腕,用力抖动双手并放松。

健身作用:

可预防手部肌腱炎和手指抽筋,消除手指、手腕疲劳,增加手部筋骨弹性,促进手部血液循环。

(五)消除疲劳式(图 7-3-24)

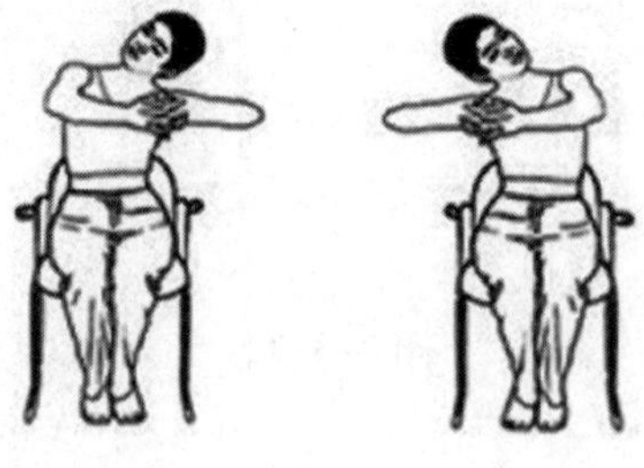

(1)　　(2)

图 7-3-24

动作方法：

(1)正坐于椅子上，十指相交于胸前。吸气，伸直脊柱，呼气，尽量将手心贴于左肩前侧，并使头部靠于左肩，延伸右侧颈部肌肉。然后放松，将手移至中间位置，放松。

(2)反方向练习。

健身作用：

扩展胸部，灵活手、腕、肘和肩关节，使人消除疲劳。

(六)背后合掌式(图 7-3-25)

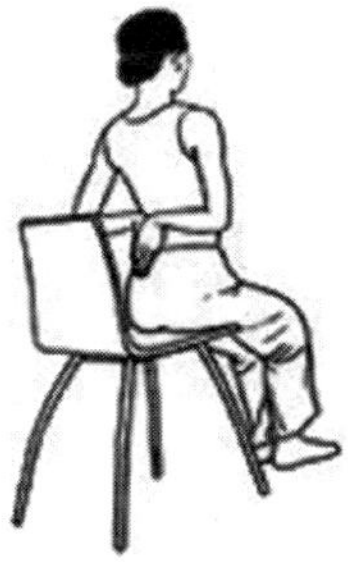

图 7-3-25

动作方法：

正坐于椅子三分之一处，挺直脊柱做深呼吸；双手于背后合掌，指尖向下；合掌的手由下而上翻转，指尖向上推到极限处，保持 3～5 个呼吸。然后放松还原。

健身作用：

可以美化胸部，并强化腕部肌肉。

(七)坐姿吸腿式(图 7-3-26)

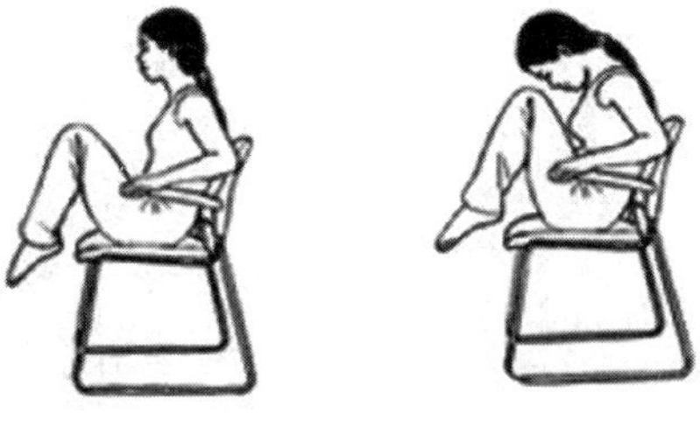

(1)　　(2)

图 7-3-26

动作方法：

(1)正坐于椅子上，脊柱伸直，两手置于体侧或放于椅子扶手处；吸气，膝关节向上用力，尽量靠近胸部，脚背绷直，屏息。然后呼气，轻轻放下两脚。

(2)吸气，膝关节再次向上用力，低头，拱背，尽量让膝触碰前额；呼气，放下两脚，放松。

健身作用：

放松两腿、两肩及背部；清醒头脑，增强精力；按摩腹部内脏器官，加强肠胃蠕动。

（八）坐姿转体式（图 7-3-27）

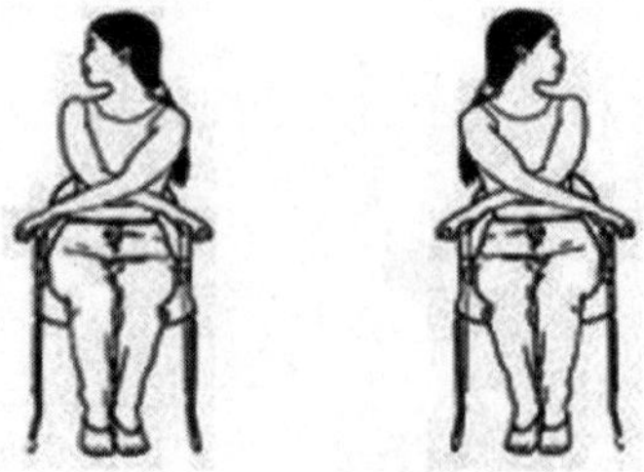

（1）　　（2）

图 7-3-27

动作方法：

（1）正坐于椅子上，两手交叉放于扶手处。身体左转，再右转，头转向后，眼看右后方。

（2）身体右转，再左转，头转向后，眼看左后方。

健身作用：

减少腰、腹部赘肉；按摩腹部内脏器官，促进消化功能；缓解颈椎疼痛，柔韧脊柱。

（九）坐姿平行转体式（图 7-3-28）

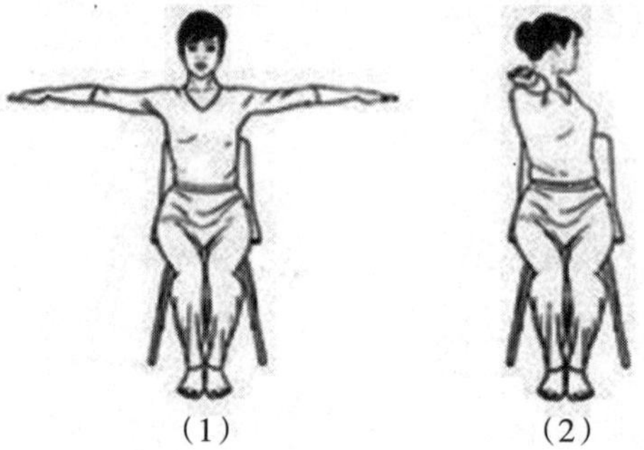

（1）　　（2）

图 7-3-28

动作方法：

（1）预备姿势，上身挺直，自然坐于椅子上三分之二处，肩膀放松，双手置于大腿上。吸气，两臂经侧侧平举，掌心向下，手臂伸直，手指向两侧延伸。

（2）呼气，用腰部的力量带动身体向右后方转体，保持 3～5 个自然呼吸。然后吸气，回到预备姿势，放松。

练习时,臀部要保持固定不动,背部挺直。

健身作用:

可以有效舒缓腰部疼痛、背部疼痛;可以强化脊椎及背、腹部肌肉;还可以消除体内浊气。

(十)坐姿脊柱延伸式(图 7-3-29)

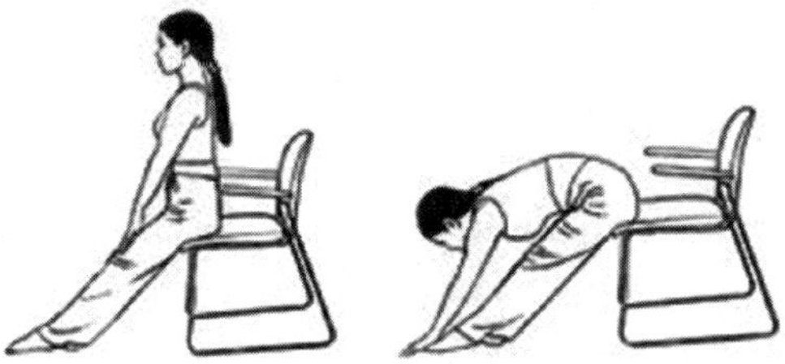

(1)　(2)

图 7-3-29

动作方法:

(1)正坐于椅子三分之一处,伸直膝盖,两脚向前伸出,两手放于大腿上。

(2)呼气,两手慢慢下滑,滑至脚尖,将头置于两臂间,保持 3～5 个自然呼吸。然后吸气,两手从下往上滑移,置于大腿上,放松两肩、两手臂,屈膝放松腿部。

健身作用:

延伸并强壮脊柱;头部充满新鲜血液,使人头脑清新;柔韧腿部韧带。

(十一)大腿前侧伸展式(图 7-3-30)

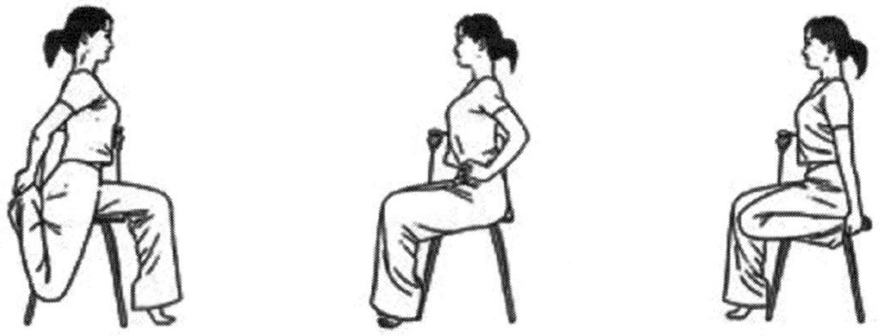

(1)　(2)　(3)

图 7-3-30

动作方法:

(1)身体侧坐于椅子上,左手扶住椅背以保证身体的平衡及安全,右手手心抓住右腿脚背,吸气,利用右手的力量将右脚跟拉至靠近臀部,膝盖向下,大腿前侧正向前,上体保持正直,双目凝视正前方,深呼吸三次。

(2)呼气,放下右腿,换方向练习,如图 7-3-30-2,图 7-3-30-3。

健身作用：

通过伸展大腿前侧肌肉，可以促进腿部血液循环，预防坐骨神经痛，并有效改善下半身寒冷的症状。

（十二）坐姿交换腿式（图 7-3-31）

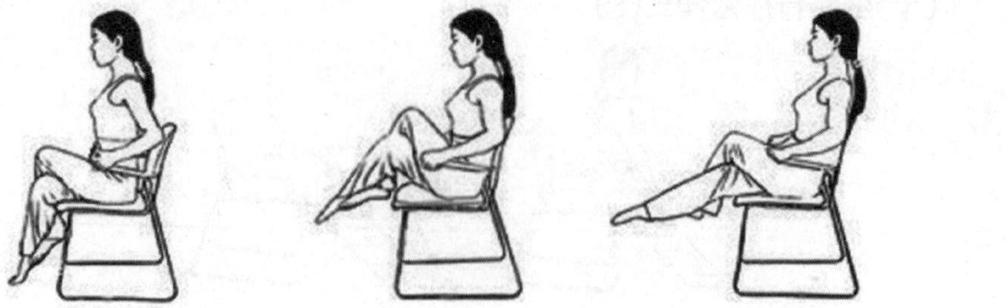

（1）　　（2）　　（3）

图 7-3-31

动作方法：

（1）正坐于椅子上，两手置于扶手处或置于椅面上。将左大腿放于右大腿上，左小腿从右小腿弯过，让左脚尖勾住右脚踝。

（2）吸气，抬高两腿，让膝关节尽量贴近胸部，上体保持正直。

（3）呼气，腿放下，放松，然后换反向练习。

健身作用：

柔韧双腿，修饰腿部线条；缓解腿部疼痛和小腿痉挛；按摩腹部内脏器官，加强腹肌。

（十三）椅上劈腿式（图 7-3-32）

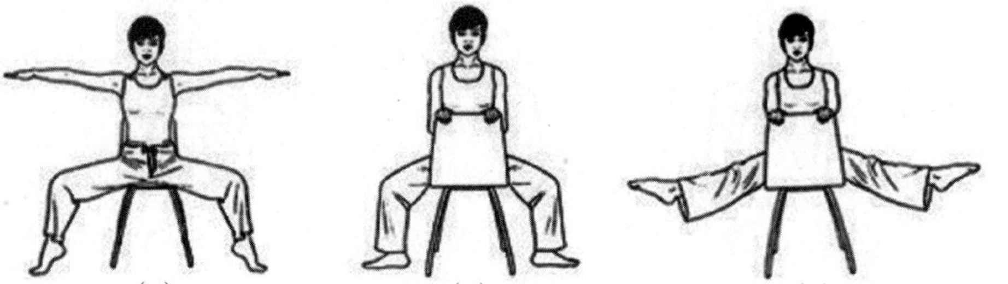

（1）　　（2）　　（3）

图 7-3-32

动作方法：

（1）上身挺直，双手叉腰坐于椅子上，双腿打开，脚尖及膝盖向外，自然呼吸。然后吸气，双手侧平举，掌心向下，将脚尖踮起，伸展十字韧带，保持 3～5 个呼吸。

（2）将椅子换个方向，面向椅背坐下，双手扶住椅子背，双脚脚心平直地放于地面上。

(3)吸气,双腿膝盖伸直向两侧,脚尖下压;慢慢呼气,双腿尽量向上抬成一条直线,保持 3 ~ 5 个呼吸。然后放松。

健身作用:

可以消除大腿内侧的赘肉,美化腿部线条;可以防止静脉曲张。

(十四)闭目静心式(图 7-3-33)

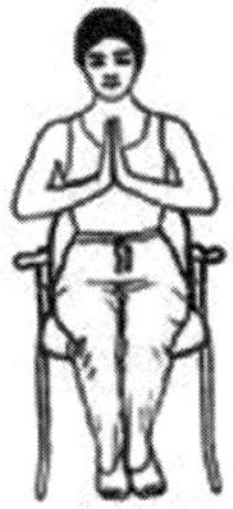

图 7-3-33

动作方法:

正坐于椅子上,两手心合掌置于胸前,轻轻闭上眼睛,自然平稳地呼吸,静观内心,排除一切杂念,保持一段时间。

健身作用:

提高专注力,保持平和而安宁的心态。

思考与练习

1. 试述瑜伽体位练习有哪些要求?
2. 瑜伽体位练习的健身价值有哪些?

第八章 瑜伽休息术

瑜伽休息术是古老瑜伽中的一种颇具效果的放松艺术，在整个练习过程中，需要完全集中意识且放松身体而让其休息，令身体获得能量恢复活力。

第一节 瑜伽休息术的目的与作用

瑜伽中常以休息术来放松身心。瑜伽休息术常用在练习体位法时最后的放松姿势上，或作为体位法与体位法之间的放松姿势。在体位法与体位法之间的放松姿势，可以让身体的能量得以保存，透过放松，肌肉和内在神经系统得到充分休息；而在练习体位法时最后的放松姿势则是透过身体返回精神的层面，它的精髓是让身心恢复平静、放松的状态，同时它也是心灵的“清洁剂”，透过这些休息术，让人抛开眼前的烦扰，转而专注当下身体的感受，因此，情绪紧张、容易焦虑、专注力较差的人，更能领略到放松带来的益处。练习完瑜伽体位法后，可做10分钟的放松练习，通过放松来消除运动产生的紧张感。放松的关键先是心，然后是身，身心放松才是真正的放松。

第二节 不同体位的瑜伽休息术

瑜伽中的放松姿势有很多种，每一个瑜伽体位中都有相应的放松方法。只是以下列出的几种，最常运用在练习体位法时最后的放松姿势上，或者作为体位法与体位法之间的放松姿势。

练习瑜伽休息术必须避免直接吹风，光线不要太强。周围环境要比较安静，一般应避免练功时有剧烈声响发生。

一、卧姿放松

（一）仰卧休息

仰卧放松功是进行瑜伽放松术的最好体位。这是能使精神和身体完全放松的最有效姿势。在此姿势上进行的瑜伽休息术可以很快地缓解失眠、心脏疾病、高血压和呼吸系统疾病。放松肌肉、神经、骨骼以及身体的每一个细胞，舒缓紧张情绪和压力，将积极的精神与意识辐射到全身。

1．摊尸式（图 8-2-1）

动作方法：

轻柔的平躺地上，双脚张开至与肩同宽，脚尖朝外，双臂与身体成 45°，掌心朝上。身体左右两侧均衡放松，伸展脖子，下颌向胸部微收。双肩向外展，尾骨上翘，使腰部贴到地板上，将臀部推离尾椎骨。

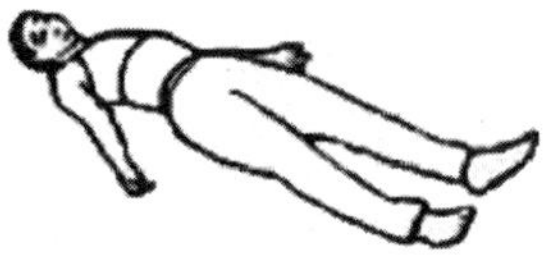

图 8-2-1

闭眼，放松两臂、双手、肩膀、颈部、大腿、小腿、臀部、背部、腹部及头部；放松脸部所有肌肉和上下颚；放松牙关与眼皮。自然，平稳，柔和地呼吸，尽可能保持静止不动，会感到全身松弛。保持该姿势 5～10 分钟。

完成后，深呼吸一次，慢慢张开眼睛。屈膝，将身体转向一方，停留一会，然后用手撑着地慢慢坐起来。

注意事项：

在练习完所有姿势后做摊尸式。感觉身体上的全部重量都移到了地板上。闭上眼睛，全身放松，将注意力集中在呼吸或两眉中间的位置，以提升专注力，静静的自如的呼吸。

练习摊尸式时，可能会觉得昏昏欲睡，但要尽量保持清醒，意识到它给身体和精神带来的有益感觉。如果背痛，可以把腿抬起来放到一把椅子上，以半仰卧的姿势躺卧。要极其缓慢轻柔地从摊尸式中恢复过来。先翻身侧卧，休息一会，然后再起来。

初学者头部可以加垫厚毛巾。如果患有感冒或其他呼吸疾病，可以多加几块毛巾来抬高头部和胸部，使呼吸更顺畅。

健身作用：

经典的放松姿势，几乎是完全静止不动。可使整个身体变得放松，呼吸变得深沉，心率减慢，输送到身体各个部位的氧气增加，在关节和肌肉中累积的紧张感释放，舒缓因精神紧张而引起的头痛症状；有效治疗因精神压力引起的消化不良；调节高血压，改善呼吸系统的毛病，令呼吸更顺畅；改善睡眠质量问题，使人感到清爽自信。

2．排气式（图 8-2-2）

动作方法：

仰卧，吸气，双腿伸直，脚背紧绷，双臂放在身体两侧，呼气，屈膝，双手抱住两腿外胫骨；吸气，让膝盖离身体越远越好，手臂也跟着移动。呼气，让膝盖移回腹部上方，轻柔的向腹部挤压，保持该姿势呼吸 10 次，重复 3～8 次。

注意事项：

手抱双膝，尽量呼气并收缩腹部，把肚子里的空气吐尽，闭上眼睛，把注意力集中在腹部，尽量放松全身，自然呼吸。

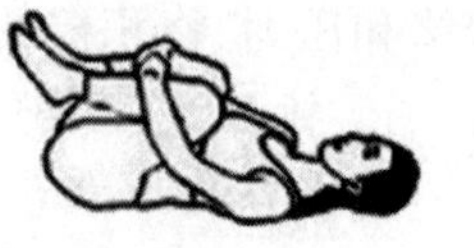
图 8-2-2

健身作用：

这个动作可锻炼髋关节和尾椎骨，放松脊柱和大腿肌肉，消除下背部压力，也运动大腿的肌肉，促进大肠与直肠蠕动，特别有助于消除消化系统中的废气和废物，改善便秘。

（二）俯卧休息

1. 俯卧式 1（图 8-2-3）

动作方法：

俯卧，两臂前伸到头顶上方，前额贴地；双腿分开与肩同宽，脚背贴地，轻微伸展背部、双肩和双臂。

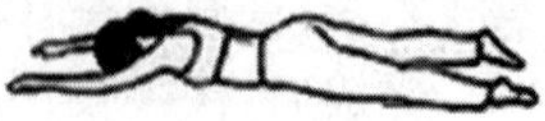
图 8-2-3

闭上双眼，用与仰卧完全放松式相同的方法放松全身。

注意事项：

将注意力集中在呼吸上，要自然而有节律，舒缓均匀。如果是为了治疗某些不适或疾病，可以保持这个姿势 10 分钟或更长时间，而在体位练习前和练习中，则只需要几分钟甚至几十秒就足够。

健身作用：

有助于消除颈项僵硬强直或落枕，改善椎间盘突出、佝偻、弯腰驼背和圆肩，对脊椎病非常有益。

2. 俯卧式 2（图 8-2-4）

动作方法：

俯卧，双手十指交叉，放在头后；脚背贴地，放松肩膀，伸展腰背，放松双腿。

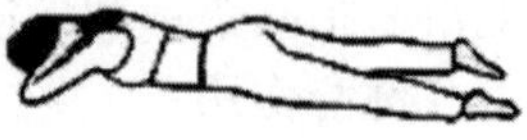
图 8-2-4

用与仰卧完全放松式相同的方法慢慢放松全身。

注意事项：

保持自然的有节律的呼吸。建议该式练习时间越长越好，在体位练习前和练习中，几分钟甚至几十秒就足够。

健身作用：

有助于消除疲劳，对患哮喘病和其他肺部疾病者非常有益；对椎间盘突出或其他脊椎疾病治疗效果明显。

3. 鳄鱼式(图 8-2-5)

动作方法：

俯卧,抬起两肩和头,用两个手掌托着头部,双肘着地。

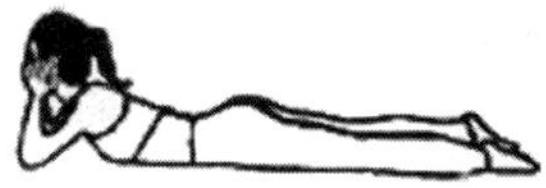

图 8-2-5

注意事项:

尽量长时间保持,以感到舒适为宜,自然呼吸。有脊椎病的人不宜采用此姿势,手臂有骨折的人也不适宜。想要长久保持这个姿势而又不感到厌倦,最好的方法是一边做一边阅读或写作下棋等,这种情况下前臂要平放在地面上。

健身作用:

这是个简易的姿势,但极为有益,有助于消除疲劳,对患有哮喘和其他肺部疾病的人非常有益,对椎间盘突出或其他脊椎病治疗效果明显。

(三)侧卧休息

侧卧放松的姿势有左侧卧和右侧卧两种，提倡右侧卧的人士认为这样可以缓解对心脏的压力。而坚持左侧卧的人认为,这样血液向心脏回流。通常如果你感觉左侧卧不舒服就可以采用右侧卧。侧卧式要尽量放松身体,同侧的手臂可以置于头上也可放于体侧,对侧手臂自然下垂放于体前即可。下肢姿势要求在下面的腿微屈,上面的腿屈膝,膝盖触地,脚放在另一膝盖的内侧,保持均匀的呼吸。

鱼戏式(图 8-2-6)

动作方法:

取侧卧位,右肘弯曲,头躺在右小臂上。侧向屈叠左腿,右腿伸直,着地的左膝尽量靠近胸部。弯曲左臂,左肘靠近左膝,左右十指交叉,头转向右侧,闭上眼睛,放松全身,可以交换左右位置做,动作过程中保持正常呼吸。

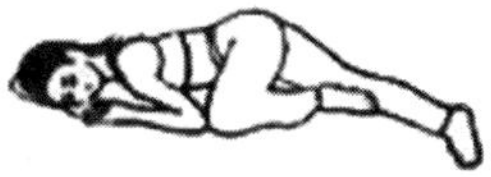

图 8-2-6

注意事项:

在放松过程中,如有不适,可换另一侧身体进行。

健身作用:

这个姿势是非常好的放松姿势,有利于重新分配腰身的脂肪沉积,使肠脏获得伸展,刺激消化道蠕动,有助于缓解便秘。通过放松两腿神经,缓解坐骨神经痛。

二、坐姿放松

(一)动物放松式(图 8-2-7)

动作方法:

(1) 双腿并拢,跪坐,左腿向后方伸展,以右脚抵住大腿内侧。吸气,慢慢把两手伸到头的上方。呼气，上身前屈，使胸部贴近大腿前侧。

(2)额头触地，在缓慢而平稳呼吸的同时，保持这个姿势 1～2 分钟。放松，吸气，慢慢抬起上身，恢复到两臂高举过头的姿势。交换两腿位置重复练习。

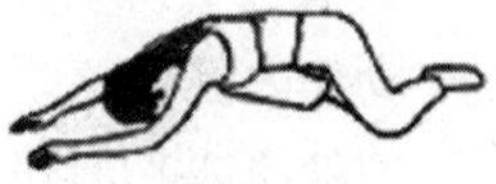

图 8-2-7

注意事项：

有高血压、头部眩晕的人，可将双手轻轻握拳相叠，前额或下巴放在大拇指和食指圈上，抬高头位。

健身作用：

滋养脊柱内神经系统，放松腹背部肌肉群、肩、髋部等，有助于血液向脑部回流，缓解脑部疲劳。

(二)月亮式(图 8-2-8)

动作方法：

跪坐，双手放在双膝上，脚尖并拢。将双膝分开略宽于肩。呼气，上身向前弯曲，胸、腹部贴在大腿前侧，双臂自然地伸向头顶前，前额或下巴着地。放松，吸气起身，手臂上抬；呼气手臂放下来，重复 5～10 次。

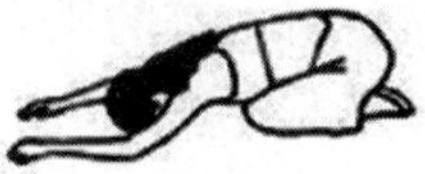

图 8-2-8

注意事项：

闭上眼睛，放松脊椎，意识放在呼吸上，均匀呼吸。还可以将双膝分开宽于肩，双臂伸直，趴向垫子，前额或下巴着地。

健身作用：

放松、滋养、强健神经系统；放松和舒展腰背部肌肉群以及肩、髋和膝等关节。

(三)婴儿式(图 8-2-9)

动作方法：

跪坐，臀部坐在脚跟上，双脚合拢，脚心向上。头、颈、身成一直线。臀部放松，调匀呼吸。呼气，收缩腹部，将上身慢慢向前弯曲，胸腹部贴在大腿前侧，最后头部也缓缓垂下，头部朝左或右，双臂放在身体两侧，手心向上，手指向后，手肘和手背平放地上。闭上双眼，脊柱完全放松。保持这个姿势 15 秒至 2 分钟。

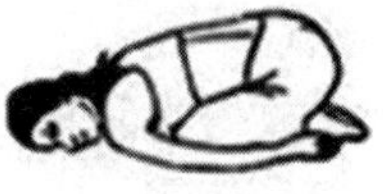

图 8-2-9

注意事项：

双臂贴地，臀部尽量不要离开脚跟，放松背部，练习此姿势时时间不宜超过 5 分钟，否则会妨碍腿部血液循环。腹泻、膝痛、静脉曲张、怀孕的人不要练习。如果坐在脚跟上不舒服，可在大腿与小腿之间夹一块厚毛巾做缓冲。

健身作用：

婴儿式可以舒缓精神紧张，消除疲劳，松弛背部及消除脊椎压力，缓和背部下方的紧张不适；按摩胯部、大腿、脚踝脚跟及腹部内脏。此姿势适合于后屈体位练习，也可作为姿势与姿势之间的休息练习。

三、坐立

（一）坐位团身放松式（图 8-2-10）

动作方法：

长坐，屈膝。胸、腹贴在大腿前侧，双手手腕在脚踝处交叉，头部放在膝盖上，闭眼，调息。

（二）跪坐放松式（图 8-2-11）

动作方法：

跪坐，双手交叉放在双膝上，闭眼，调息，放松全身。

（三）长坐放松式（图 8-2-12）

动作方法：

长坐，双腿并拢，两手撑在身后，上身后仰，闭眼，调息。

四、站姿放松（图 8-2-13）

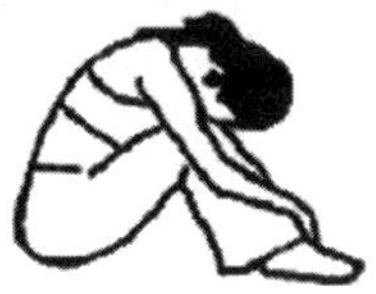
图 8-2-10

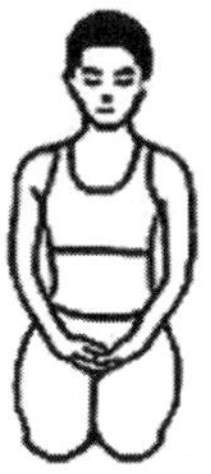
图 8-2-11

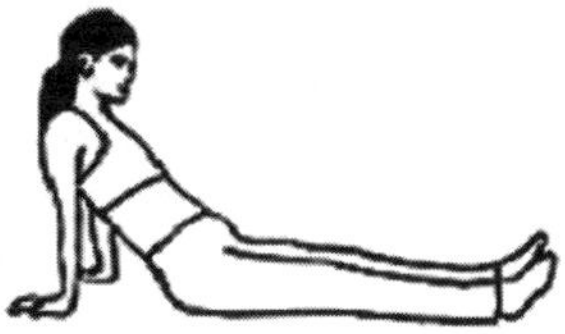
图 8-2-12

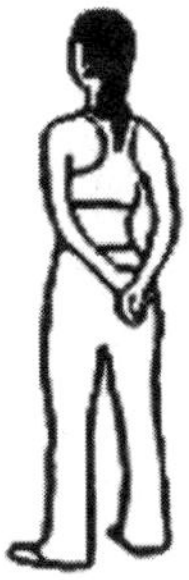
图 8-2-13

动作方法：

两脚分开，脚尖稍微向外打开。

双臂自然下垂，双手在背后交握，左手握住右手腕部，调息放松全身。

第三节　瑜伽放松术及瑜伽休息术放松语节选

一、瑜伽放松术介绍

(一)一分钟快速放松术

1. 动作方法

(1)平躺,双手手指并拢,掌心向上置于体侧,注意保持头、颈、脊椎在同一条直线上。

(2) 吸气,依次收紧脚趾、脚踝、小腿、膝盖、大腿、臀部等部位。吸气过程完成时,收紧也完成。

(3) 呼气,向内收紧腹部,同时双手抬起至头顶,并依次收紧指尖到肩膀的肌肉。

(4) 吸气,扩张胸部,不断重复收紧肩膀、颈部和脸部以及全身的肌肉,然后呼气,同时完全放松全身肌肉。

2. 注意事项

一分钟快速放松术是瑜伽练习的一个重要环节,一般在体位练习之后进行。此放松法要持续 1~2 分钟。注意力集中在肌肉的收紧和放松上。高血压、心脏病、疝气、胃溃疡、严重糖尿病患者不适宜练习。

3. 健身作用

一分钟快速放松术能系统地刺激每一组肌肉,使身体在 1 ~ 2 分钟内快速放松下来,补充意念能量,让身心充满精力;同时,对背痛和高血压(练习时不要屏息,也不要过于用力)也有较好的疗效。

(二)快速放松术

1. 动作方法

(1)仰卧,双腿分开 20~30 厘米,双手放在身体两侧,距身体 45 厘米,掌心向上。接着调整一下头的位置,抬起来再放下来,左右晃一下,使头部非常舒适地放在地板上,如果感觉还是不舒服,可以在头下放一个垫子或头倒向一侧,直到全身感觉舒服为止。

(2)感受平躺在地板上的身体,感觉腹部随着呼吸一起一伏,腹部的起伏随着呼吸逐渐变缓且有规律。

(3)吸气时,腹部像正在充气的气球一样,慢慢向上隆起。呼气时,腹部像是泄气的气球一样,慢慢瘪下去。将注意力集中于呼吸一段时间。

(4)接下来呼气,将浊气及废气都被排出体外,这时身体会感觉格外地轻松。

(5)吸气时,新鲜的空气进入身体,感觉活力逐渐充满全身。

(6)最后,感觉身体变得非常轻盈、大脑非常清爽、身体充满活力,并且全身产生轻快的感觉。

2. 注意事项

此放松法要持续5分钟,切记要放在体位和调息、体位和契合之间练习。

3. 健身作用

快速放松法能够刺激肌肉,放松全身,使身体充满活力,同时还可以缓解压力。

(三)深度放松术

1. 动作方法

(1)仰卧放松姿势,与快速放松术一样,闭上双眼,缓慢深长地呼吸,放松全身。

(2)从脚尖开始放松全身的感觉:放松脚尖、脚掌心、脚背、脚踝、小腿、膝盖、大腿、臀部。从脚尖到臀部已经完全放松。

(3)颂唱"A(啊)",感觉声音的颤动从腹部到脚尖,感受腹部和胸部,随着吸气,胸部充满空气,感觉活力在体内波动。再次感觉从手指尖开始,放松手指、手背、手腕、前臂、上臂、肩膀,一节一节地放松脊柱,感受胸部深长的吸气,颂唱"U(奥)",声音从胸腔发出,通过手臂到达手指尖。

(4)放松牙齿、舌根、上腭、上颌、脸颊,嘴角上扬,面带微笑。放松鼻子、眉心、双眼、前额、双耳、头皮、后脑勺。吸气,颂唱"M(姆)",感觉声音从喉咙发出扩展到头部。

(5)完全放松全身,从脚到头,颂唱"AUM(奥姆)",感觉从脚荡漾出来,一直到头。

(6)意识从身体分离出来,在脑中去感受自己安静地平躺着。身体慢慢在广阔的天空中飘起来。此时完全忘记身体中的紧张不适,全身心去感觉蔚蓝天空的宁静,感觉身体很轻、完全放松下来,享受宁静的、安详的快乐,身心完全进入平静、安宁的状态。

(7)将意识慢慢收回来,再次感受身体。并拢双腿,双手收回身体两侧。然后身体侧过一边,再慢慢坐起。

2. 注意事项

持续10~20分钟左右,放在瑜伽练习的最后。过于抑郁者不适宜练习此法。

3. 健身作用

能够放松全身心,缓解压力,使身心重获活力;坚持练习,还可以协调神经系统、内分泌系统。

二、瑜伽休息术放松语节选

(一)身体各部位放松语

仰卧,两手放于体侧,与身体成45°角,手心向上,双腿蹬直按自己舒适的方式稍分开，双脚自然地偏向外侧，身体处于最放松的状态，一旦准备好了这一切，就要排除一切杂念，将注意力全部集中在自己身体各个部位。

现在从脚开始：放松脚趾、脚心、脚背、脚后跟、脚踝，小腿后侧、小腿胫骨、膝盖窝、膝盖、大腿后侧、大腿前侧，腹股沟、髋部、臀部、身体两侧腰部，腋窝、肩膀、上臂、肘部、前臂、手腕、手背、手心、手指。

现在转到上身躯干：放松胸部、整个胸腔、心脏、横膈膜、腹部、内脏器官、骨盆、肛门、腰骶椎、整个脊柱、整个背部。

现在转到颈部和头部：放松颈部前侧、颈椎、后脑勺、头顶、头皮、前额、脸颊、两耳、两眉、眉心、眼皮、眼球、眼睑、鼻子、嘴唇、牙齿、舌头、下巴、整个头部。

现在感觉身体每一个关节、每一个部位全部放松了，身体很轻很轻，轻得像一片羽毛漂浮在空中。（想象着）我躺在沙滩上，没有风、没有浪，蓝蓝的天空，蓝蓝的海水，海面平静极了……

一群海鸥在蓝天飞翔，风起了，渐渐有了浪花，浪花触及到我双脚，触到了我全身，我惊醒了。我还没有睡着，我只是躺在海边做瑜伽休息术罢了。我在静观自己的呼吸，我的呼吸自然而然地平稳地进行，当我吸气的时候，我感觉自己正在吸气，我呼气的时候，我正在呼气，我的呼吸自然而平稳。我轻轻地活动我的脚趾，轻轻地转动脚踝，轻轻地活动手指，轻轻转动手腕，我将头轻轻转到右侧，再轻轻转到左侧，慢慢转回到正中。

现在两手心在胸前相合，互相摩擦，待手心发热，让这发热的手心按在肚脐上，轻揉腹部，按摩腹部内脏器官。腹部内脏器官在温热的手心里受到温暖，内脏器官得以按摩。

再继续摩搓手心，待手心发热，让发热的手心轻轻拍打两个脸颊，就像母亲在爱抚婴儿，轻轻拍打头部，感觉所有的疲劳都消除了。大拇指轻轻按自己的太阳穴，感觉精力正在恢复。

继续摩搓手心，待手心发热，将发热的手心捂住闭着的双眼，眼睛感觉到温暖，眼球得到放松，眼睛在温暖的手心内慢慢睁开，十指分开，手指缓缓下滑，让眼睛慢慢适应这自然之光。

深深吸一口气，慢慢呼出，感觉全身心得到彻底放松，现在屈双膝，慢慢坐起，睁开眼睛，将头部轻轻摆动，再慢慢站起来，两脚并拢，两手放于体侧。

深深吸气，两手从旁分开，举至头顶，十指相交，转动手腕，手心朝天，感觉所有的紧张得以消除，全身充满了精力、充满了元气；呼气，两手臂从旁放下；再次吸气，两手上举，十指相交，转动手腕，伸直肘部，延伸脊柱，踮起脚跟，露出微笑，感觉全身恢复了活力，呼气，放低脚跟，放下两手臂。瑜伽休息术已全部完成。

注意：

早、中、晚练瑜伽休息术，放松各部位后，后面的放松语是不同的。晨练时，放松各部位后，还需站起来，做恢复精力功，让温暖的阳光洒满全身，让充满精力的身体迎接新的一天。而中午如果需午睡则不用再转动脚趾、手指，而是放松各部位后感觉自己要进入睡眠状态，只需十几分钟的放松休息术就可以很快恢复精力。晚上临睡前做瑜伽休息术，则可将放松语念得更细、更慢，如脚部小脚趾、第四脚趾、第三脚趾、第二脚趾、大脚趾等，所以，在心里默念时，你已消除了各种杂念，精力全部集中在身体各部位上，而且各部位又正在放松，这样进入的睡眠状态质量高，而且真正的全身心彻底地放松。

(二)优美放松短文节选

1.（想象着）我感觉自己已回归大自然里，我已经进入到一片丛林，感受着大自然的美丽，风嗖嗖地刮着，树叶在摇动。我漫步在丛林中，沿途开放的野花像少女羞涩的脸对我点头微笑着，还有一些不知名的花正打着朵儿，竞相对我开放，我一边走着一边嗅着这丛林中的清香，漫长的路似乎也顺畅多了。

2.（想象着）我已飘进了山谷，飘进了大自然温柔的怀抱之中，在这苍穹里，在这山谷中，我感觉自己只是一滴小小的水珠，一片树叶，一朵小花，一根卑微的小草，大自然无私地赋予人类以美丽，人类也要给大自然以最真切最美好的回报，爱惜大自然吧。和风细雨轻轻掠过我的身体，感觉这风、这雨就像母亲的双手爱抚着我。

3. 沿着湖边略带着泥泞的小路漫不经心地向前走着，如轻纱般飘逸的薄雾笼罩着宁静的湖，空气中浮着一种诱人的香气，微风轻拂着岸边参天的杨树的叶子，让人领略到一种宁静的美，我顿时感到一种许久以来没有过的轻快，仿佛从沉睡的罗网中突然得到解脱，郁积在心中的忧郁、阴冷一下子被驱散了。

4. 找一片湛蓝的天空，懒洋洋地随地而躺，听鸟语，闻花香，看天地风景，随心所欲，随遇而安，彻底地放松自己的心情。

5. 我沿着湖边静静地走着，深秋的阳光洒在湖边绿绿的草地上，我随地而卧，轻轻闭上眼睛，远处的花香沁入我的心扉，不知不觉也听见了远处悠悠的音乐，我陶醉在这草地里，陶醉在这大自然的怀抱之中。微风轻轻吹过，我感觉到丝丝凉意，我睁开眼睛，只见柳枝在随风摆动，从我身上轻轻拂过，我感觉到自己完全清醒了……

思考与练习

1. 瑜伽休息术的作用有哪些？

2. 瑜伽休息术适用于何时？

参考文献

1. 范京广. 时尚健身瑜伽[M]. 北京:北京体育大学出版社,2003.
2. 林晓海. 瑜伽金典[M]. 北京:中国纺织出版社,2009.
3. 杨忠言,张惠兰. 瑜伽——气功与冥想[M]. 北京:人民体育出版社,1986.
4. 体育学院通用教材编写组. 学校体育学[M]. 北京:人民体育出版社,1990.
5. 王洪. 健美操教程[M]. 北京:人民体育出版社,2005.
6. 王旭冬. 体育健身原理与方法[M]. 北京:北京体育大学出版社,2008.
7. 赵斌. 运动损伤与预防[M]. 桂林:广西师范大学出版社,2005.
8. 肖光来.健美操[M]. 北京:人民体育出版社,2004.